Ersöz Gonca
Faruk Darıcı

Kannabidiol'ün Antiaritmik Etkisi

Ersöz Gonca
Faruk Darıcı

Kannabidiol'ün Antiaritmik Etkisi

Adenozin A1 reseptörlerinin rolü

Türkiye Alim Kitapları

Impressum / Yayınevi adı
Bibliografische Information der Deutschen Nationalbibliothek: Die Deutsche Nationalbibliothek verzeichnet diese Publikation in der Deutschen Nationalbibliografie; detaillierte bibliografische Daten sind im Internet über http://dnb.d-nb.de abrufbar.
Alle in diesem Buch genannten Marken und Produktnamen unterliegen warenzeichen-, marken- oder patentrechtlichem Schutz bzw. sind Warenzeichen oder eingetragene Warenzeichen der jeweiligen Inhaber. Die Wiedergabe von Marken, Produktnamen, Gebrauchsnamen, Handelsnamen, Warenbezeichnungen u.s.w. in diesem Werk berechtigt auch ohne besondere Kennzeichnung nicht zu der Annahme, dass solche Namen im Sinne der Warenzeichen- und Markenschutzgesetzgebung als frei zu betrachten wären und daher von jedermann benutzt werden dürften.

Deutsche Nationalbibliothek tarafından yayınlanan bibliyografik bilgiler: Deutsche Nationalbibliothek, bu yayını Deutsche Nationalbibliografie'de listeler; detaylı bibliyografik bilgi İnternet'te http://dnb.d-nb.de sitesinde mevcuttur.
Bu kitapta bahsedilen herhangi bir marka ve ürün adı, tescilli marka, marka veya patent korumasına tabidir ve ilgili sahiplerin ticari veya tescilli markalarıdır. Marka, ürün, ortak ve ticari adların, ürün açıklamalarının v.s. işbu eserde özel işaretleme olmadan bile kullanılması, bu çeşit adların, tescilli marka ve marka korunması kanunu açısından kısıtlanmamış ve böylece herkes tarafından kullanılabilir olarak hiç bir şekilde yorumlanamaz.

Coverbild / Kitap kapağı resmi: www.ingimage.com

Verlag / Yayıncı:
Türkiye Alim Kitapları
ist ein Imprint der / yayınevinin bir ticari markasıdır
OmniScriptum GmbH & Co. KG
Heinrich-Böcking-Str. 6-8, 66121 Saarbrücken, Deutschland / Almanya
Email / E-posta: info@turkiye-alim-kitaplary.com

Herstellung: siehe letzte Seite /
Basım yeri: son sayfaya bakın
ISBN: 978-3-639-67004-2

Zugl. / Approved by: Zonguldak, Bülent Ecevit Üniversitesi, 2014

İÇİNDEKİLER

Sayfa

İÇİNDEKİLER (Devam ediyor)

Sayfa

ŞEKİLLER DİZİNİ

ÇİZELGELER DİZİNİ

SİMGELER VE KISALTMALAR DİZİNİ

% : yüzde
^0C : santigrad derece
µg : mikrogram
µm : mikrometre
g : gram
kg : kilogram
mg : miligram
ml : mililitre
mm : milimetre
mmHg : milimetre
mV : milivolt

KISALTMALAR

Δ9-THC : Tetrahidrokannabinol
A1 : Adenozin A1 reseptörü
AEA : Anandamid
ADP : Adenozin di fosfat
AMP˙ : Adenozin mono fosfat
ATP : Adenozin tri fosfat
AV : Atriyoventriküler
Ca^{++} : Kalsiyum
Cl^- : Klor
COX-2 : Siklooksijenaz–2
DMSO : Dimetil sülfoksit
DNA : Deoksiribo nükleik asit
DPCPX : 8–Siklopentill–1,3 -dipropylxanthine
EKG : Siklooksijenaz–2
GPR55 : G-protein reseptörü 55

SİMGELER VE KISALTMALAR DİZİNİ (devam ediyor)

H_2O_2	:	Hidrojen Peroksit
iNOS	:	İndüklenebilir nitrik oksit sentaz
ip	:	İntraperitoneal
iv	:	İntravenöz
K^+	:	Potasyum
K_{atp}	:	ATP bağımlı potasyum kanalı
KBD	:	Kannabidiol
KB_1	:	Tip 1 kannabinoid reseptörü
KB_2	:	Tip 2 kannabinoid reseptörü
KBN	:	Kannabinol
KP	:	Kreatinin fosfat
Na^+	:	Sodyum
NADA	:	N-araşidonin dopamin
NO	:	Nitrik Oksit
OAE	:	O-araşidonil ethanolamin
SA	:	Sinoatriyal
SOR	:	Süper oksit radikalleri
SK	:	Sentetik kannabinoid
T3	:	Thinorinin3
VT	:	Ventriküler taşikardi
VF	:	Ventriküler fibrilasyon
VES	:	Ventriküler ekstrasistol

BÖLÜM 1

GİRİŞ

Miyokardiyal iskemi genellikle sağlıksız beslenme ve yaşlanmaya bağlı olarak koroner arterlerin tıkanması sonucu meydana gelen, kalp kasının beslenememesi durumu olarak tanımlanır. Bu durum kalp krizine neden olabilmektedir. Kalp krizi geçiren hastaların hastaneye ulaştırılmalarını takiben tıkalı damarların anjiografi girişimi veya trombolitik tedavi ile açılması sonucu iskemik miyokardiyuma tekrar kan akımı sağlanır. Bu durum miyokardiyal reperfüzyon olarak adlandırılır. Ancak iskemi ve reperfüzyon sonrası meydana gelen şiddetli ventriküler aritmiler sonucu hasta ölümleri gerçekleşebilmektedir. Bu nedenle iskemi reperfüzyon (I/R) sonucu meydana gelen ventriküler aritmiler ülkemizde ve dünyada önemli bir halk sağlığı problemi olarak kabul edilmektedir. Bu konu tüm dünyada yaygın bir şekilde araştırılmaktadır. Bu çalışmalarda, tedavide ilaç yapımı için umut vaat eden biyolojik olarak aktif moleküllerin I/R aritmilerine olan etkileri araştırılmakta ve iskemi/reperfüzyon aritmilerinin oluşum mekanizmaları aydınlatılmaya çalışılmaktadır (Bonnemeier et al. 2003, Tatlı et al. 2013).

Kannabidiol (KBD), *Cannabis sativa* bitkisinde elde edilen psikolojik etkileri bulunmayan bir bitkisel kannabinoittir (Pertwee RG 2005). KBD'nin insanlardaki kronik kullanımının iyi tolere edildiği bilinmektedir (Bergamaschi et al. 2011). Sativeks ticari ismiyle satışa sunulmuş olup, skleroz, Huntington hastalığı, ağrı ve inflamasyon tedavilerinde kullanılmaktadır (Peat 2010, Valdeolivas et al. 2012, Lorente Fernández et al. 2013, Naftali et al. 2013). KBD antioksidan, antiinflamatuar etkilere sahiptir (Stanley et al. 2013). Bu farmakolojik etkileri nedeniyle doku koruyucu ve antiaritmik etkiye sahip bir molekül olabilir. Nitekim KBD'nin miyokardiyal iskemi reperfüzyon hasarına karşı koruyucu etkili olduğu gösterilmiştir (Durst et al. 2007, Walsh et al. 2010). Durst et al. (2007) KBD'nin kronik uygulamasının sistemik antiinflamatuar etki göstermesi nedeniyle miyokardiyal iskemi reperfüzyon hasarını azalttığını ilk kez göstermişlerdir. Benzer şekilde Walsh et al. (2010) ise akut olarak uygulanan KBD'nin miyokardiyal I/R hasarını azalttığını göstermişlerdir.

Bu çalışmada KBD'nin iskemi ile uyarılan ventriküler aritmilere karşı koruycu etkili olduğu ilk kez gösterilmiştir. KBD'nin antiaritmik etkisinin mekanizması bilinmemektedir. KBD bilinen kannabinoid reseptörleri olan, kannabinoid reseptör 1 ve kannabinoid reseptör 2'ye karşı düşük affiniteye sahiptir. KBD'nin antiaritmik etkisi kannabinoid reseptörlerinin aktivasyonu ile ya da kannabinoid reseptörlerinden farklı kannabinoid olmayan reseptörlerin modülasyonu yoluyla da gerçekleşebilir. Bu reseptörler arasında, G-protein reseptörü 55 (GPR55) ve vanilloid tip 1 reseptörleri sayılabilir (Ryberg et al. 2007, Zhong and Wang 2009).

Carrier et al. (2006) kannabidiol'ün ekuilibratif nükleosit transportır'ı (ENT_1) inhibe ederek immün baskılayıcı etki gösterdiğini bildirmiştir. KBD, ENT_1 inhibisyonu yoluyla hücrelerarası ortamdaki adenozinin hücrelere geri alımını bloke ederek hücrelerarası ortamdaki adenozin miktarının artışına neden olur. Artan adenozin miktarı hücresel adenozin uyarı sinyalini arttırarak immün baskılayıcı etki oluşturur. KBD'nin bu etkisinin adenozin A_{2A} reseptörlerinin aktivasyonu yoluyla gerçekleştiği gösterilmiştir (Carrier et al. 2006, Ribeiro et al. 2012).

İskemik ön koşullanma hücre dışı adenozin birikimine neden olarak adenozin reseptörlerinin aktivasyonuna yol açar. İskemik ön koşullanmanın kalbi koruyucu etkisi adenozin A_1 reseptörlerinin aktivasyonu yoluyla gerçekleştiği gösterilmiştir (Liu et al. 1991, Cohen et al. 2000, Downey et al. 2007). Adenozin A_1 reseptör agonistleri, 2-kloro-N6-siklopentil-adenozin (CCPA) ve N6-(2-fenilsopropil)-adenozin R-(-)isomer (R-PIA)'in adenozin A_1 reseptörlerinin aktivasyonu yoluyla I/R ile uyarılan aritmileri azalttığı gösterilmiştir (Wainwright et al. 1993, Canyon and Dopson 2005, Bozdoğan et al. 2010). KBD hücrelerarası ortamda adenozinin birikmesine yol açarak adenozin A_1 reseptörlerinin aktivasyonuna yol açabilir. Buna göre, çalışmamızın hipotezi, "kannabidiol adenozin A_1 reseptör aktivasyonu yoluyla I/R ile uyarılan aritmileri azaltır" şeklinde kurulmuştur.

Çalışmamızın amaçları ise (1) KBD'nin I/R ile uyarılan aritmiler üzerine etkisini ve (2) bu etkide adenozin A_1 reseptörlerinin rolünün olup olmadığını araştırmaktır.

1.1. MİYOKARDİYAL İSKEMİ REPERFÜZYON

Kalpte koroner arterlerin tıkanması sonucunda kan akımının kesilmesi miyokardiyumun ihtiyacı olan oksijen ve substratın sağlanamamasına sebep olur. Bu durum miyokardiyal iskemi olarak adlandırılır (Ytrehus 2000). Miyokardiyal iskemi doku hasarına ve ani ölümlere neden olabilen ventriküler aritmilerin oluşmasına neden olur (Black 2000, Boerma et al. 2003). Koroner arterdeki tıkanıklığın giderilmesiyle iskemiye maruz kalan doku ve/veya organa tekrar kan akımının sağlanmasıyla birlikte gerekli olan oksijen ve substrat sağlanabilir. Bu durum miyokardiyal reperfüzyon olarak adlandırılır (Buja 1991).

1.1.1 MİYOKARDİYAL İSKEMİDEN SONRA MEYDANA GELEN HÜCRESEL DEĞİŞİKLİKLER

İskemi miyokardiyal hücrelerde bir takım biyokimyasal ve metabolik değişiklere sebep olur. Miyokardiyal iskemi sonucu meydana gelen hücresel değişiklikler hücre içi kalsiyum birikimi, serbest oksijen radikallerinin (SOR) oluşumu, miyokardiyal ve vasküler endoteliyal fonksiyon bozuklukları şeklinde sıralanabilir (Şekil 1.1).

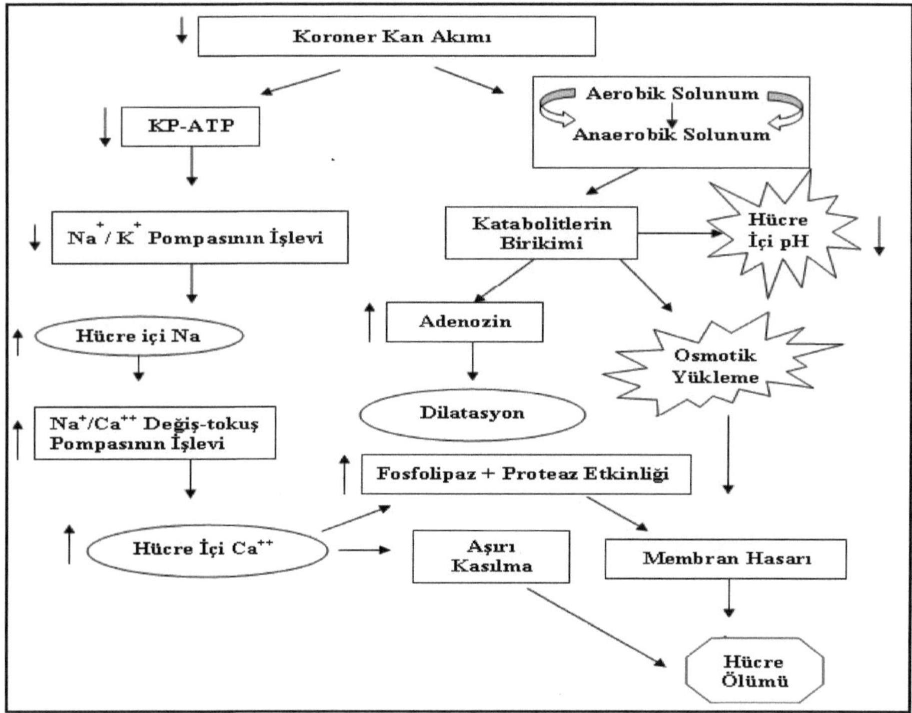

Şekil 1.1 Miyokardiyal iskemiden sonra meydana gelen hücresel değişiklikler. Kreatinin fosfat (KP).

Miyokardiyal iskemi ile birlikte hücre içerisindeki yüksek enerjili fosfat bileşikleri (KP, ATP) yıkıma uğrar. Oksijen yokluğunda mitokondriyal aerobik solunum yerini anaerobik solunuma bırakır (Reimer et al. 1987, Depre and Taegtmeyer 2000). Anaeorobik solunum sonucu oluşan katabolik ürünler kademeli olarak hücre içi ve hücre dışı ortamda asidoz gelişmesine neden olur. Anaerobik solunum neticesi oluşan katabolik ürünler hücre homeostazisini bozarak membran hasarına neden olurlar. İskemiyle birlikte ATP, ADP ve AMP gibi yüksek enerjili fosfatların hidrolizi sonucunda ortamda adenozin miktarı artış gösterir (Stanley 2000, Luqman et al. 2007). İskemiyle birlikte ATP seviyesinin azalması ATP bağımlı Na^{+} / K^{+} pompasının çalışmasını engeller. Bu durum miyokardiyal hücrelerde Na^{+} birikimine neden olur (Moensa et al. 2005). Sodyum iyonlarının hücre içi ortamda birikmesiyle birlikte Na^{+} / Ca^{++} pompası aktive olarak hücre içi Ca^{++} birikimine sebep olur. Sitoplazma içerisindeki bazı enzimler artan kalsiyum miktarıyla aktifleşir. Bu enzimlerden fosfolipaz ve proteazlar hücre membranı ve hücre iskeleti hasarına sebep olarak hücre ölümünü hızlandırırlar. Aktifleşen fosfolipaz enzimi membran fosfolipitlerinin bozulmasına sebep olarak hücre hasarına neden olur. Proteazların aktifleşmesi sonucunda hücre iskeleti zarar görür.

Miyokardiyal iskemiyle birlikte artan adrenarjik aktivasyon arteriyal adrenalin konsantrasyonunu arttırır. Adrenalin hücre içi sAMP konsantrasyonunda artışa neden olur sAMP artışı hücre içi kalsiyum artışına neden olarak hücre hasarına sebep olur. Katekolaminler koroner arterlerin kasılmasına neden olarak koroner kan akımını azaltırlar (Drummond and Severson 1979, Godin et al. 1984, Fosfar et al. 1985).

1.1.2 MİYOKARDİYAL REPERFÜZYONDAN SONRA MEYDANA GELEN HÜCRESEL DEĞİŞİKLİKLER

Miyokardiyal reperfüzyon sonrası iskemi süresinde iskemik bölgede biriken metabolit ve elektrolitlerin uzaklaştırılması iskemik ve iskemik olmayan bölge arasında bir elektriksel düzensizliğe sebep olur. Meydana gelen elektriksel homojenitedeki bozukluklar reperfüzyon aritmilerine neden olur (Buja 1991). Reperfüzyon hasarından sorumlu etkenler arasında miyokardiyal hücrelerin homeostazındaki değişiklik sonucu hücre hacmindeki anormal artış, nötrofil aktivasyonu, hücre içi Ca^{++} birikimi, hücre içi SOR üretimindeki artış, renin anjiotensin sisteminin aktivasyonu ve trombositlerin aktivasyonu sayılabilir (Kramer et al. 1994) (Şekil 1.2).

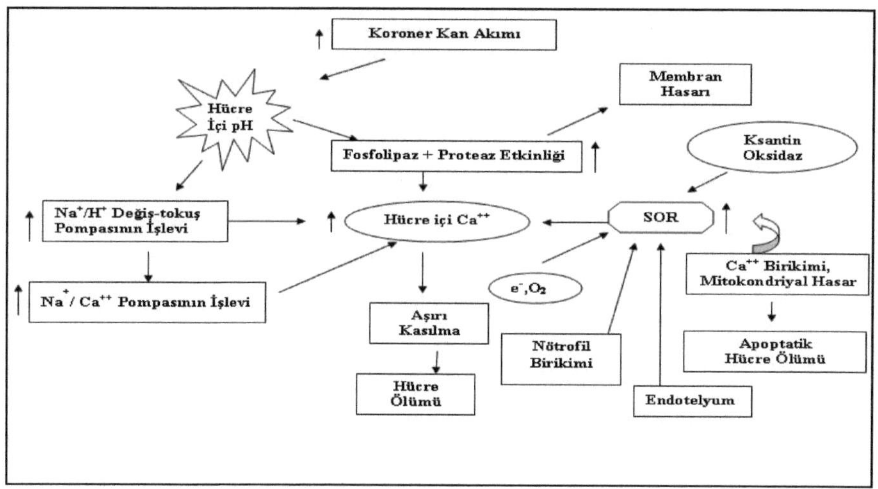

Şekil 1.2. Miyokardiyal reperfüzyondan sonra meydana gelen hücresel değişiklikler. SOR (Süper Oksit Radikalleri)

1.1.2.1 SERBEST OKSİJEN RADİKALLERİ (SOR)

Reperfüzyonun ilk dakikalarında hücre içerisine O_2 girişinin tekrar sağlanması hücrede süperoksit anyon (O_2^-), hidroksil radikali (OH) ve hidrojen peroksit (H_2O_2) gibi serbest oksijen radikallerinin aşırı miktarda üretimine neden olur (Şekil 1.3).

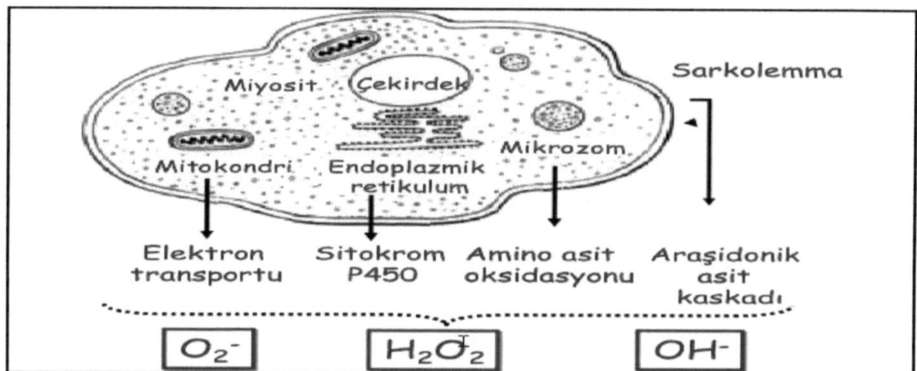

Şekil 1.3 Serbest oksijen radikalleri. O_2^- (Süperoksit anyon), H_2O_2 (Hidrojen Peroksit), OH^-(Hidroksil radikali) (Aydın 2000)

Kalpte serbest oksijen radikallerinin oluşumundan sorumlu birkaç mekanizma sıralanabilir. Bunlar arasında mitokondriyal elektron transport sistemi, reperfüzyonla birlikte hasarlı bölgeye göç eden nötrofillerin aktivasyonu ve ksantin oksidaz enzim aktivesindeki artış sayılabilir.

Reperfüzyonun erken fazında meydana gelen serbest oksijen radikallerinin yanı sıra hücre içi antioksidan enzim aktivitesinin azalması miyokardiyumu hücre hasarına karşı hassas hale getirir. Serbest oksijen radikalleri miyokardiyal hücre membranında lipid peroksidasyonuna neden olarak hücre membranın bütünlüğünün kaybedilmesine neden olur. Bu süreç hücre nekrozu ile sonuçlanır (Lazzarino et al. 1994).

1.1.2.2 KALSİYUM YÜKLENMESİ

Reperfüzyon ile birlikte hücre içi pH fizyolojik değerlerine tekrar geri döner. Bu durum fosfolipaz ve proteaz enzimlerinin aktifleşmesine neden olur. Hücre içi pH'ın fizyolojik değerlerine dönmüş olması ayrıca hücre zarı Na^+/H^+ iyon kanallarını aktive hale getirir. Artan hücre içi Na^+ iyon konsantrasyonu ise Na^+/Ca^{++}değiş tokuş pompasını aktif hale getirerek hücre içi Ca^{++}birikmesine neden olur. Hücre içi kalsiyum homeostazisindeki bu değişim reperfüzyon hasarının oluşumunda önemli bir rol oynamaktadır (Gros et al. 1999) (Şekil 1.7). Hücre içi aşırı kalsiyum artışı miyokardiyal hücrenin kasılma gücünü arttırarak hücre hasarını arttırıcı yönde etki gösterir (Jordan et al. 1999). Sitoplazmik Ca^{++}miktarındaki artış mitokondriyal Ca^{++} aşırı yüklenmesine de neden olur. Bu durum mitokondriden Bcl_2 ve Bax proapoptotik proteinlerin çıkışına neden olarak apoptotik hücre ölümüne yol açar (Eefting et al. 2004).

1.1.2.3 RENİN ANJİOTENSİN SİSTEMİ

Reperfüzyonla birlikte renin-anjiotensin sisteminin ürünü olan anjiotensin II miktarında artış meydana gelir. Anjiotensin II hücre içi Ca^+ artışı ve koroner damarlarda kasılmaya neden olarak miyokardiyal hasarı arttırıcı yönde etki gösterir.

1.1.2.4 NÖTROFİL AKTİVASYONU

Reperfüzyonu takiben iskemik dokuya göç eden aktive nötrofillerin hücre hasarında önemli rol oynadıkları kabul edilmektedir. Damar endotelinde meydana gelen pro-inflamatuar mediyatörler, kompleman sistem aktivasyonu ve trombosit aktive edici faktörler iskemik miyokardiyuma daha fazla nötrofil göçüne neden olur. Aktive olan bu nötrofiller iskemik dokuda hasara neden olan SOR ve proteazların oluşmasına neden olurlar. Ayrıca nötrofiller tarafından meydana getirilen proinflamatuar maddeler daha fazla nötrofil aktivasyonuna katkı sağlarlar (Şekil 1.4). Nötrofiller koroner damarlarda tıkanmaya yol açarak mikrovasküler fonksiyonsuzluğa neden olurlar (Shen and Jennings 1972).

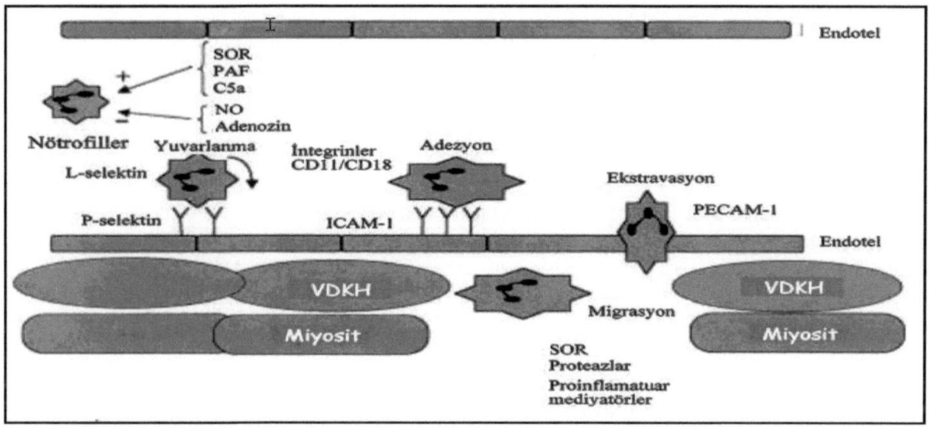

Şekil 1.4 Nötrofillerin Hücre İçerisine Girişi. SOR (Süper Oksit Radikalleri), PAF(Platalet Aktive edici Faktör), C5a (Anafilotoksin), NO (Nitrik Oksit), ICAM-1 (Hücre İçi Adezyon Molekülü-1), PECAM-1 (Platelet-endotel adezyon molekülü), VDHK (Vasküler düz kas hücreleri) (Baxter 2002).

1.1.2.5 TROMBOSİTLER

Trombositler iskemi/reperfüzyonla birlikte aktive olurlar ve hasarlı bölgeye göç ederler. Trombositler ve trombosit ürünleri olan tromboksan A_2 ve serotonin, koroner damarlarda spazm ve koroner akımın azalmasına neden olurlar (Lin 1988).

1.2 KALP ARİTMİLERİ

Kalbin normal ritmi sinoatriyal (SA) nodda düzenli zaman aralıklarında üretilerek tüm kalbe yayılan aksiyon potansiyelleri ile sağlanır. İskemi ile kalbin atriyum ve ventriküllerinin sırasıyla kasılmasını sağlayan normal ritim bozularak aritmiler meydana gelir (Roberts and Thomson 2005).

SA'nın anormal ritmi, uyarı odağının kalp içerisinde SA'dan başka bir bölgeye kayması, uyarı iletiminin değişik noktalarında meydana gelen blokajlar, uyarının anormal yollar izlemesi ve kalbin herhangi bir yerinde kendiliğinden meydana gelen anormal uyarıların meydana gelmesi aritmilerin oluşumuna neden olur (Roberts and Thomson 2005).

1.2.1 ARİTMİ MEKANİZMALARI

Aritmi oluşumuna neden olan 3 farklı mekanizma ayırt edilebilir. Bunlar, anormal uyarı odaklarının oluşumu, tetikleme aktivitesi ve tekrar giriş (re-entry) döngüsüdür.

1.2.1.1 ANORMAL UYARI ODAKLARININ OLUŞUMU

Sinüs düğümü dışındaki uyarı odaklarına ektopik uyarı odakları adı verilir. Kalpte sinüs düğümünden farklı olarak A-V düğüm, A-V demet ve purkinje liflerinde de intrinsik ritimler oluşabilir.

İnsanlarda sinüs düğümünün intrinsik ritmi A-V düğüm lifleri ve Purkinje liflerinden daha fazla olup dakikada 70–80 kadardır. Bu uyarı hızı A-V düğümde dakikada 40–60 iken purkinje liflerinde 15–40'dır. Sinüs düğümünün ateşleme hızı A-V düğüm, A-V demet ve purkinje liflerinden fazla olduğu için kalbin ritmi sinüs düğümü tarafından sağlanır. İskemi kalbin uyarı odağının değişmesine sebep olan en önemli nedenlerden biridir. İskemik hücrelerde aksiyon potansiyeli süresinin kısalması SA noddan başlayan uyarının AV'ye geçişini bloke edebilir (Phibbs 1963).

1.2.1.2 TETİKLEME AKTİVİTESİ

Tetikleme aktivitesi Cranefield (1979) tarafından aksiyon potansiyeli fazları sırasında meydana gelen yeni bir aksiyon potansiyeli olarak tanımlanmıştır. Tetikleme aktivitesi sonucunda 2 tip depolarizasyon dalgası oluşabilir. Bunlar erken art depolarizasyon ve geç art depolarizasyon olarak adlandırılır (Ferrier 1973) (Şekil 1.5).

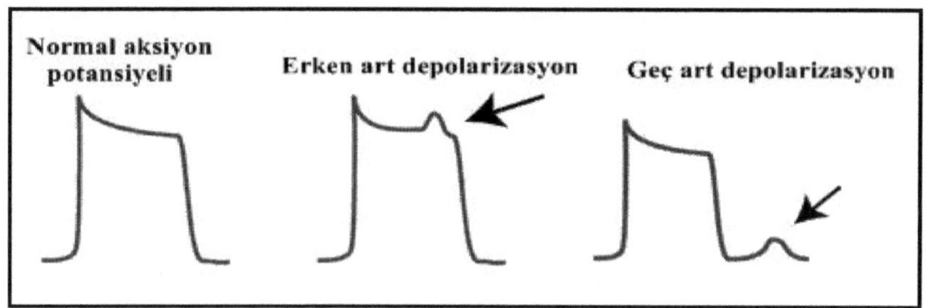

Şekil 1.5. Tetikleme aktivitesi

Erken art depolarizasyon aksiyon potansiyelinin reperfüzyon fazında (aksiyon potansiyelinin 2 veya 3. fazında) meydana gelebilir. İskemik hücrelerde aksiyon potansiyeli süresinin uzaması bu mekanizmanın oluşmasına zemin hazırlar.

Geç art depolarizasyon repolarizasyon tamamlandıktan sonra (aksiyon potansiyelinin 4. fazında) meydana gelmektedir. İskemi ve reperfüzyonda artan hücre içi Ca^{++} konsantrasyonu ve arteriyal katekolamin seviyesi, bu mekanizmayı harekete geçirerek şiddetli ventriküler aritmilerin oluşumuna neden olmaktadır (Cranefield and Wit 1979, Spear and More 1985).

1.2.1.3 RE-ENTRY DÖNGÜSÜ

Sağlıklı bir kalp dokusunda elektriksel iletim sinüs düğümünden başlar ve purkinje sistemi yoluyla tüm ventriküler kas kitlesinin depolarizasyonuna neden olur. Depolarizasyon dalgası miyokardiyal kas kitlesinin eş zamanlı depolarizasyonuna neden olarak ventrikül kasının koordineli bir şekilde kasılmasını sağlar. Depolarizasyon dalgası ventrikülün tümüne ulaştığında impuls tüm hücreler refraktör dönemde olduğu için, yeniden bir ventrikül hücresini uyaramaz. Ancak iskemik miyokardiyumda hücreler tekrar uyarılarak re-entry döngüsü oluşabilir.

Schmiit and Erlanger (1928) re-entry mekanizmasını ilk kez tanımlamışlardır (Şekil 1.6). İskemi ile birlikte ileti hızının yavaşlaması sonucu miyokardiyal kas kitlesinin farklı bölümlerinde refraktör dönemi farklı olan hücre grupları oluşur. Bu durum re-entry için zemin hazırlar. Kalbin dilatasyonu sonucu iletinin izleyeceği yolun uzaması da bazı hücrelerin refraktör dönemden çıkmalarına neden olur. Bu durum o hücrelerin tekrar uyarılabilir olmalarını sağlayarak re-entry'ye neden olabilir. Kalbin farklı bölümlerinde dolaşan iletiler ventiküllerin birçok bölümünde sıradışı uyarılara neden olurlar. Bu durum sonucunda kalbin pompalama gücünü azaltan ölümcül ventriküler aritmiler meydana gelir (Hoffman and Rosen 1981, Lionel and Dphil 1998).

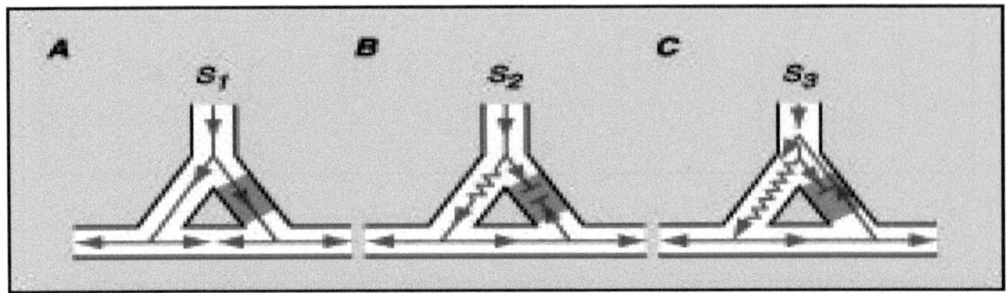

Şekil 1.6 Re-entry mekanizması (Schmiit and Erlanger 1928). A.) İletinin normal yolla ilerleyişi. B.) Depolarizasyon dalgasının sol bantta bloğu. C.) Sol bant refraktör dönemden çıktığı için sağdan gelen doplarizasyon dalgası re-entry döngüsünü başlatır.

1.2.2 DENEYSEL İSKEMİ/REPERFÜZYON ARİTMİ MODELİNDE MEYDANA GELEN ARİTMİLER

Deney hayvanlarında erken ve geç dönem olmak üzere 2 tip aritmi periyodu ayırt edilir. Domuz, köpek gibi büyük hayvanlarda erken aritmi periyodu ligasyonun ilk 30 dakikalık kısmını kapsar. Bu fazı hiçbir aritminin gözlenmediği "sessiz periyot" takip eder. Ligasyonun yaklaşık 4–8 saat sonrasında aritmiler tekrar başlar ve 2–4 gün sonunda sonlanır. Bu periyot geç aritmi periyodu olarak adlandırılır (Bozdoğan and Bölükbaşı 1994, İskit and Güç. 1996). Sıçan, fare gibi küçük hayvanlarda ise erken dönem aritmiler ligasyonun 3–4. dakikalarında gözlemlenir geç dönem aritmiler ise ligasyonun 6 ila 12. dakikaları arasında meydana gelir (İskit ve Güç. 1996, Bozdoğan et al. 2004).

Deneysel miyokardiyal iskemi reperfüzyon aritmi modelinde, ventriküler ekstrasistol (VES), ventriküler taşikardi (VT) ve ventriküler fibrilasyon (VF) aritmileri oluşur (Şekil 1.7).

İskeminin erken döneminde miyokardiyal hücrelerin elektrofizyolojik özelliklerinde değişimler meydana gelmeye başlamıştır. Bunun sonucunda elektriksel homojenitedeki bozulmalar re-entry tipi aritmilerin oluşmasına neden olmaktadır (Hoffman and Rosen 1981). Reperfüzyonun ilk saniyeleriyle birlikte reperfüzyon aritmileri meydana gelir. Hücre içi Ca^{++} birikimi, SOR oluşumu, nötrofil, renin-anjiotensin sistemi aktivasyonu aritmilerin oluşumunda önemli role sahiptirler (Bolli et al. 1989).

Reperfüzyon aritmilerinin oluşumunda özellikle tetikleme aktivitesi rol oynamaktadır (Hoffman and Rosen 1981).

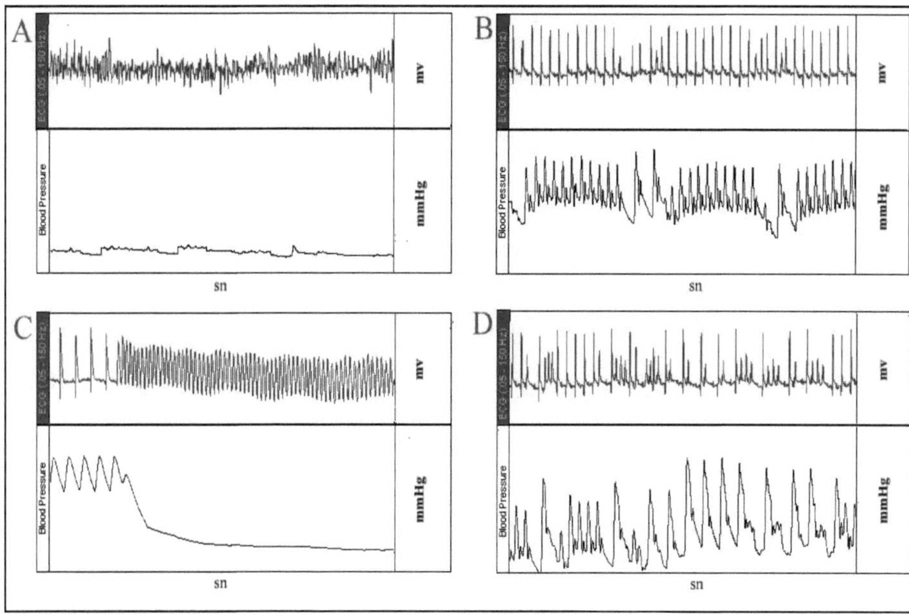

Şekil 1.7. Orjinal elektrokardiyogram (EKG) ve kan basıncı kayıdı. (A), KBD (B), DPCPX (C), KBD+ DPCPX (D). A; VF, C; VT, B, D; VES.

1.3 KANNABİNOİDLER

Kannabinoidler farmakolojik olarak aktif ajanlar olup 3 gruba ayrılırlar. Bunlar insan ve diğer hayvanların vücudunda doğal olarak üretilen endojen kannabinoidler, hint keneviri (*Cannabis sativa*) bitkisinden elde edilen fitokannabinoidler ve kimyasal yollarla üretilen sentetik kannabinoidlerdir (Pertwee 2005).

1.3.1 KANNABİNOİD RESEPTÖRLERİ

1980'li yıllara kadar kannabinoidlerin fizyolojik ve davranışsal etkilerinin hücre membranında bulunan spesifik bölgeler üzerinden sağlandığı hakkında tartışmalar bulunmaktadır. 1980'li yılların başında ilk kannabinoid reseptörü, kannabinoid reseptör 1 (KB_1) keşfedilmiştir (Herkenham et al. 1990). Bu reseptör memelilerde, balıklarda, kuşlarda ve sürüngenler bulunmaktadır (Herkenham et al. 1990). İlerleyen yıllarda yapılan çalışmalarla birlikte yeni bir kannabinoid reseptörü olan kanabinnoid reseptör 2 (KB_2) daha keşfedildi (Begg et al. 2005). Günümüzde kannabinoidlerin KB_1 ve KB_2 olmak üzere 2 tip kannabinoid reseptörü üzerinden farmakolojik etkilerini gösterdikleri düşünülmektedir (Pacher et al. 2006).

1.3.1.1 TİP 1 KANNABİNOİD RESEPTÖRÜ

KB_1 reseptörleri ilk kez bazal gangliyon ve limbik sistemde bulunmuştur (Herkenham et al 1990). KB_1 reseptörleri, G proteinine bağlı reseptörler olup beyinde yüksek düzeyde bulunurlar ve gamma-aminobütirik asit (GAMA) ile glutamat nörotransmisyonunun sağlanmasında etkilidir. Sinir sisteminde santral ve periferik nöronlarda salgılanmaktadır. KB_1 reseptör aktivasyonu nörotransmitter salınımını baskılamaktadır. Endokannabinoid sistemin hafıza işlemlerinde, görsel ve işitsel algıyı etkileyen spesifik özelliklere sahiptir. KB_1 reseptörleri kas dokusu, sindirim sistemi ve yağ dokularında bulunmaktadır (Herkenham et al 1990).

1.3.1.2 TİP 2 KANNABİNOİD RESEPTÖRÜ

KB_2 reseptörleri immün sistemde, monosit, lenfositlerde ve dalakda yoğun miktarda bulunur (Mechoulam and Parker 2013). KB_2 reseptörlerinin, besin alımı ve enerji homeostazında önemli bir rolü olduğu düşünülmemektedir (Cota and Woods 2005). Endojen kannabinoid sistemin, yeme davranışı, hepatik lipogenez ve glikoz homeostazında rol oynadığı ortaya konulmuştur (Mattes et al 1994, Cota et al. 2003).

1.3.2 FİTOKANNABİNOİDLER

Fitokannabinoidler, hint keneviri (*Cannabis sativa*) bitkisinden elde edilmektedir. Bu bitkiden şu ana kadar 85 farklı kannabinoid türü elde edilmiştir. Tetrahidrokannabinol (Δ9-THC), Kannabidiol (KBD) ve Kannabinol (KBN) en fazla çalışma yapılan bitkisel kannabinoidlerdir (El-Alfy et al. 2010).

1.3.2.1 KANNABİDİOL (KBD)

Kannabidiol (KBD), *Cannabis sativa* bitkisinde elde edilen psikolojik etkileri bulunmayan bir fitokannabinoittir (Pertwee RG 2005). KBD halkalı yapıda bir organik bileşiktir (Şekil 1.8). Bilinen kannabinoid reseptörleri olan KB_1 ve KB_2 reseptörlerine karşı zayıf affiniteye sahiptir (Thomas et al 2007). KBD'nin inflamasyon, oksidatif stres, kanser, diyabet, gastrointestinal bozukluk gibi rahatsızlıklara karşı tedavi edici potansiyele sahip olduğu gösterilmiştir (Russo and Guy 2006, Booz 2011). Sativeks ticari ismiyle satışa sunulmuş olup, skleroz, Huntington hastalığı, ağrı ve inflamasyon tedavilerinde kullanılmaktadır (Peat 2010, Valdeolivas et al. 2012, Lorente Fernández et al. 2013, Naftali et al. 2013).

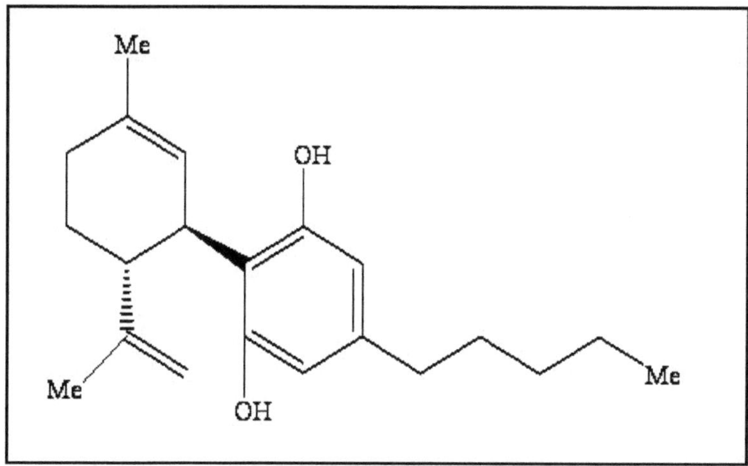

Şekil 1. 8 Kannabidiol'ün kimyasal yapısı

1.3.2.2 KBD'NİN HEMODİNAMİK ETKİSİ

KBD'nin hemodinamik etkisini araştıran çok az sayıda çalışma vardır. Walsh et al. (2010) yaptıkları çalışmada pentobarbital (60 mg/kg ip.) ile anestezi edilen hayvanlarda iskemi reperfüzyon aritmi modelinde, 50 μg/kg dozda uygulanan KBD'nin hipotansif etkili olduğunu göstermişlerdir.

KBD'nin insanda kalp atımı ve kan basıncı üzerinde herhangi bir hemodinamik etkisinin olmadığı ileri sürülmüştür (Bergamaschi et al. 2011). Resstell et al. (2006, 2009) KBD'nin stres ve korkunun kalp atımı ve kan basıncı üzerine olan etkilerini azalttığını göstermiştir. KBD'nin insanlarda stres durumunda kardiyovasküler cevabı azaltabileceği, arteroskleroz ve hipertansiyon gelişimini önleyebileceği ileri sürülmüştür (Fouad and Jresat 2011).

1.3.2.3 KBD'NİN KALP KORUYUCU ETKİSİ

KBD'nin I/R sonrası meydana gelen miyokardiyal hasar üzerine olan etkisi iki çalışma ile araştırılmıştır. Durst et al. (2007) anestezi altındaki sıçanlarda kronik KBD tedavisinin iskemi/reperfüzyon hasarını azalttığını göstermişlerdir. Durst et al. (2007) KBD'nin kardiyovasküler etkisinin kalp üzerine olan direkt etkisine bağlı olmadığını sistemik antiinflamatuar etkisi sonucu meydana geldiğini ileri sürmüşlerdir. Zira bu çalışmada KBD tedavisi izole sıçan kalbinde koruyucu etkili bulunmamıştır.

Walsh et al. (2010) ise KBD tedavisinin akut uygulanması halinde de anestezi altındaki sıçanlarda iskemi reperfüzyon hasarına karşı koruyucu etkili olduğunu göstermişlerdir. Ayrıca bu çalışmada KBD tedavisinin iskemi periyodunda meydana gelen ventriküler aritmileri azalttığı ilk kez gösterilmiştir. Rajesh et al. (2010) farelerde yaptıkları çalışmada KBD'nin diyabetik kardiyomiyopatidegörülenkardiyakfonksiyonbozukluğunuönlediğini göstermişlerdir.

1.4 İSKEMİK ÖN KOŞULLANMA

İskemik ön koşullanma, tek veya tekrarlayan kısa süreli iskemik periyodun esas iskemik periyotta gelişebilecek hücre ve doku hasarına karşı koruyucu etki göstermesi olarak tanımlanır. İskemik ön koşullanma, ilk kez Murry et al. (1986) tarafından köpekler üzerinde yapılan deneysel bir çalışma sonucunda tanımlanmıştır. İskemik ön koşullanmanın ventriküler aritmiler, iskemi/reperfüzyon hasarı (Shiki et al. 1987) ve iskemi sonrası sol ventrikül fonksiyon bozukluğuna (Asimakis et al. 1992) karşı koruyucu etkili olduğu gösterilmiştir.

Ön koşullanma iki farklı dönem ile koruma sağlamaktadır. İlk dönem (erken dönem), iskemiden sonra dakikalar içinde oluşmakta ve etkisi 1–3 saat kadar sürmektedir. İlk dönem daha etkili bir koruma sağlar. Erken dönem iskemik ön koşullanmanın mekanizmasında adenozin reseptörlerinin uyarılması ve protein kinaz C aktivasyonu sonucu sağlanan ATP bağımlı potasyum kanallarının aktivasyonunun önemli bir rol oynadığı düşünülmektedir (Bousselmi et al. 2014). Geç dönem ön koşullanmadan 24 saat sonra belirginleşir. Geç dönemin koruyucu etkisi 72–96 saate kadar sürebilir ve bu dönemde sağlanan koruyucu etkide siklooksijenaz-2 (COX-2) ve indüklenebilir nitrik oksit sentaz (iNOS) enzimleri, ısı şok ve manganez süperoksit dismutaz proteinlerinin ekspresyonundaki artışın rolü olduğu sanılmaktadır (Carroll et al. 1999, Das M and Das DK 2008).

İskemi öncesi verilen farmakolojik ajanlar ön koşullanma mekanizmasında rolü olduğu düşünülen bazı efektörlere etki ederek iskemiye yol açmaksızın ön koşullanma ile benzer koruyucu etki gösterebilmektedir. Bu durum farmakolojik ön koşullanma olarak adlandırılır (Cohen and Dowley 1993). Bu efektörleri aktive eden ajanlar arasında adenosin A_1 agonistleri ve ATP bağımlı potasyum kanal (K_{ATP}) aktivatörleri yer alırlar (Bousselmi et al. 2014).

1.5 ADENOZİN

Adenozin pürin bazlardan biri olan adenin'e bir riboz şekeri eklenmesi sonucu oluşan bir nükleozittir. Adenozin bütün hücrelerde doğrudan ya da adenozin trifosfatın (ATP) hidrolizi sonucunda oluşur.

Adenozin bilinen farmakolojik etkilerinin çoğunu membran reseptörleri aracılığıyla gerçekleştirir. Adenozin reseptörlerinin tümü 7 transmembran segmenti olan G proteinleriyle kenetlenmiş reseptörlerdir. A_1, A_2 ve A_3 isimli üç farklı reseptörü vardır. A_2 reseptörlerinin A_{2A} ve A_{2B} olmak üzere iki alt tipi tanımlanmıştır (Fredholm et al. 2001).

Beyinde en yaygın bulunan adenozin reseptörü A_1 alt tipidir (Dunwiddie and Masino 2001). Özellikle korteks, serebellum ve hipokampuste yoğun olarak bulunmaktadır. A_{2A} alt tipi ise daha çok striatum, nükleus akkümbens, kaudat putamen ve bazal ganglionlarda yoğunlaşmıştır (Ribeiro et al. 2003).

Adenozin A_1 ve A_3 reseptörleri Gi proteini aracılığıyla adenilat siklazı inhibe ederken, A_2 reseptörleri Gs proteinleri aracılığıyla adenilat siklazı aktive eder (Fredholm et al. 2001). Adenozin kardiyovasküler sistemde negatif inotrop, kronotrop, dromotrop ve vazodilatör etki gösterir (Ollson and Pearson 1990). A_{2A} reseptörlerinin insan ve domuz arteriyal endoteliyal hücrelerinde NO salınımını arttırdığı, A_1 reseptörlerinin ise NO salınımını azalttığı gösterilmiştir (Li et al. 1998). A_3 reseptörlerinin uyarılmasının sıçan ve farelerde mast hücre degranülasyonu sonucu salınan bazı mediyatörlere bağlı hipotansif etki oluşturduğu gösterilmiştir, ancak bu etki insanlarda henüz gösterilememiştir (Hannon et al. 1998).

Adenozinin kardiyak elektrofizyolojik etkilerinden A_1 reseptörleri sorumlu tutulmaktadır. Adenozinin A_1 reseptörleri üzerinden kardiyak depresyon etki oluşturarak, A_{2a} reseptörleri üzerinden periferik vazodilatasyon yaparak, A_3 reseptörleri üzerinden mast hücre degranülasyonu sonucu histamin salınımına yol açarak hipotansif etki oluşturduğu bildirilmiştir (Guimaraes et al. 2003).

BÖLÜM 2

MATERYAL METOD

2.1 KULLANILAN HAYVANLAR

Çalışmamızda 42 adet 300–350 gram ağırlığında 6–7 aylık Wistar albino türü erkek sıçanlar kullanıldı. Deney hayvanları Eşkişehir Anadolu Üniversitesi Tıp Fakültesi Deney Hayvanları biriminden temin edildi. Deney hayvanları 12 saat aydınlık ve karanlık olan, 20±1 ^{0}C ısı aralığında ve nemi %40 - %65 aralığında olan odalarda yetiştirildi. Hayvanlara standart rat pellet yem ve çeşme suyu verildi. Çalışmalarda uygulanan tüm cerrahi operasyonlar Bülent Ecevit Üniversitesi Yerel Etik Kurul şartlarına uygun olarak yürütüldü (2013-17-17/07).

2.2 CERRAHİ İŞLEMLER

Hayvanlar intraperitonel olarak verilen 85 mg/kg dozda tiopental sodyum ile anestezi edildi. Deney boyunca vücut ısısının 37±1°C tutulmasını sağlamak için rektal sıcaklık ölçümü yapan bir ısı tablası üzerine sırt üstü yatırıldı (RTC 9404-A, Commat Ltd, Ankara, Türkiye). Cerrahi işlem sırasında ihtiyaç duyulması halinde anestezinin derinliğinin devamı için 5–10 mg/kg'lık ek dozlarda tiopental sodyum verildi (Şekil 2.1).

Önce hayvanlarda traketomi yapıldı. Arteriyal kan basıncının ölçümü için sol karotid arter kanüle edildi (kan basıncı, SS 13 L, Biopac Sistemleri, Kaliforniya, ABD). Deney boyunca arteriyal kan basıncı ve EKG kayıt edildi (Data ölçüm sistemleri MP35, Biopac Sistemleri, Goleta, Kaliforniya, ABD). Hayvanın dört ve beşinci kaburgaları kesilerek göğüs kafesi açıldı.Suni solunum cihazına bağlandı (60 atım/dak, 1.5 ml/100g; SAR 830, Life Science, Kaliforniya, ABD).

Perikardiyum alınarak kalbin dışarıya çıkması sağlandı. Sol ana koroner arter çıkış yerinin yaklaşık olarak 2-3 mm uzağından 5/0'lık ipek sütur geçirildi. Kalp tekrar göğüs kafesinin içerisine yerleştirildi. Kalbin stabilize olması için 10 dakika beklenildi. Bu süre sonunda kan basıncı 70 mmHg altında olan ve ligasyondan önce devam eden ventriküler aritmisi olan hayvanlar çalışma dışında bırakıldı. Kan basıncı ve kalp atımı stabil hale geldikten sonra bir pens yardımıyla iplik fiyonk yapıldı. Fiyonk damar üzerinden bağlanarak ligasyon yapıldı. İpin serbest ucu çekilip çözülerek reperfüzyon uygulandı. İskemi ve reperfüzyon 6 dakikalık süreler için uygulandı.

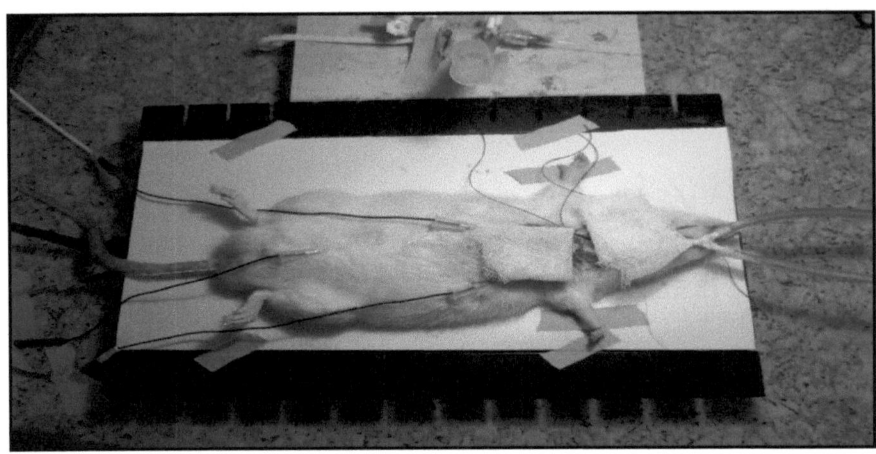

Şekil 2.1 Cerrahi operasyondan sonra ligasyon işlemi uygulanmadan önce anestezi altındaki bir sıçan.

2.3 RİSK ALANININ ÖLÇÜLMESİ

Tıkanan koroner arterin beslediği alana risk zonu adı verilir. Bu bölgenin toplam ventriküle oranının ölçümü önceki çalışmalarımızda olduğu gibi yapıldı (Gonca and Bozdoğan 2010). Deneyin sonunda canlı kalan hayvanlarda kalpler çıkartıldı. Kalp aorta yoluyla önce 37°C de 10 ml serum fizyolojik ile perfüze edildi. İp damar üzerinde tekrar bağlandıktan sonra, 2 ml % 96'lık etanol ile perfüze edildi. Alkolle perfüze olan bölge beyaz, iskemi süresince tıkalı bulunan damarın beslediği bölge ise perfüzyon sırasında alkol ulaşmadığı için değişmeden kendi renginde kırmızı kaldı (Şekil 2.2). Böylece tıkalı koroner arterin beslediği miyokardiyal bölge tespit edildi. Kulakcıklar ve bağ doku kesilip ayırıldıktan sonra, perfüze olmayan bölge, perfüze olan bölge ile aralarında bulunan sınır boyunca ince uçlu bir makas ile dikkatlice kesilerek çıkartıldı (Şekil 2.3). Hemen sonra perfüze olmayan risk bölgesi ve karıncıkların toplam ağırlığı hassas terazide tartılarak belirlendi. Risk bölgesinin ağırlığının karıncıkların toplam ağırlığına oranı yüzde cinsinden "risk zonunun toplam ventriküle oranı" adı altında hesaplandı. Bu metot ilk kez Lepran et al. (1983) tarafından yapılan uyanık ratlarda ligasyon modeli olarak tanımlanmış olup iskemi reperfüzyon aritmi modelinde kullanılmaktadır (Vajda et al. 2007).

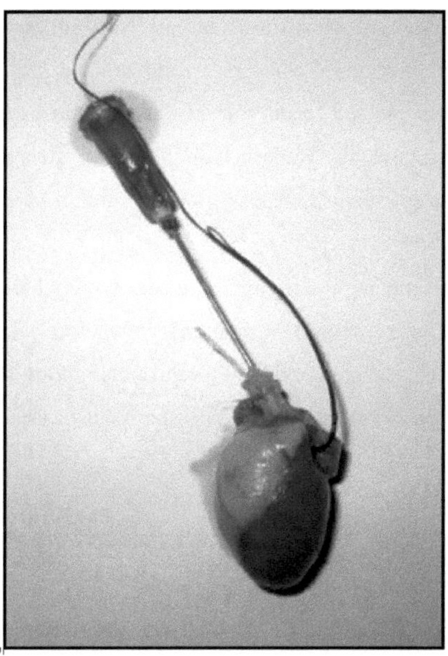

Şekil 2.2 Alkolle perfüze edildikten sonra görüntülenen bir kalp dokusu. Doku renginde olan bölge risk alanıdır. Beyaz bölge alkolle perfüze olmuştur.

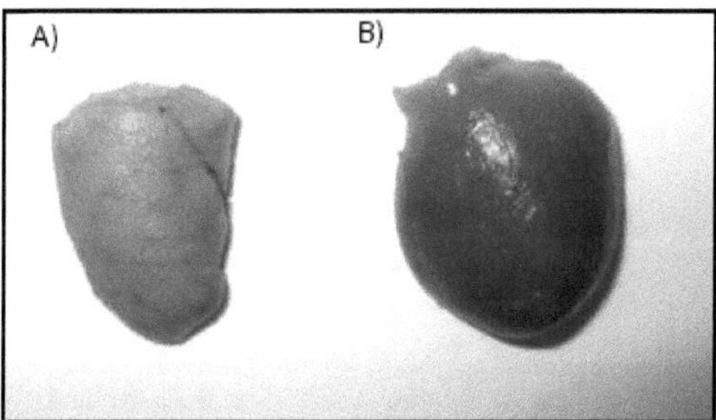

Şekil 2.3 Risk bölgesi ve perfüze olan bölgenin ayrılmış görüntüsü. Alkol perfüzyonundan sonra beyaz renkte görünen bölge (A) ile doku renginde kalan risk bölgesinin (B) birbirinden ayrıldıktan sonraki görüntüleri.

2.4 DENEYİN GEÇERLİLİĞİNİN TEST EDİLMESİ

Ligasyondan sonra kayıt edilen EKG'de ST segment yükselmesinin (Şekil 2.4) ve arteriyal kan basıncında bazal basınca göre %10–20 kadarlık bir düşüşün görülememesi ve operasyon sonrası deneklerden çıkarılan kalp dokusunda ölçülen risk zonu oranının %40'dan daha düşük bulunması durumlarında, operasyon sırasında sol koroner arterin ana dalının bağlanamadığı kararına varılarak denekler değerlendirme dışı bırakıldı. Reperfüzyon süresince deneğin geçirmiş olduğu şiddetli ventriküler aritmilerin süresi çok uzun olmaması halinde sürenin sonuna doğru ortalama arteriyal basıncının ligasyon öncesi düzeyine yaklaşması beklendi. Aksi durumda ya da uzun süreli bradikardinin görülmesi durumunda operasyon sonunda göğüs kafesi açılarak kanama şüphesi değerlendirildi. Şüphenin doğrulanması, durumunda denekler değerlendirme dışı bırakıldı. Reperfüzyonun yapılacağı 6. dakikada şiddetli ventriküler aritmilerin görüldüğü hayvanlarda reperfüzyon yapılmayarak denekler değerlendirme dışı bırakıldı. Bu kriterlere göre toplam 9 hayvan deney dışı bırakılmıştır.

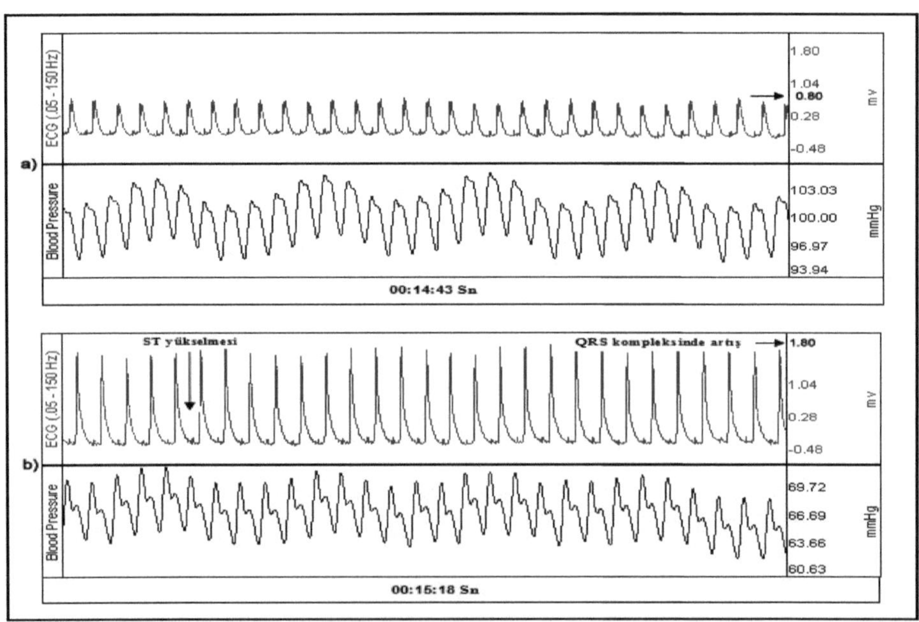

Şekil 2.4 Ligasyon öncesi ve sonrasında alınan EKG ve kan basıncı kayıdı. A- Ligasyon öncesi; B- Ligasyondan hemen sonra alınan kayıt.

2.5 DENEY GRUPLARI VE İLAÇLARIN UYGULANMASI

Çalışmanın başında hayvanlar tesadüfi olarak seçilerek 4 gruba ayrılmıştır. Gruplarda uygulanacak olan ilaç dozları aşağıdaki tabloda gösterilmiştir (Çizelge 2.1). Kontrol, kannabidiol (KBD), adenozin A_1 reseptör seçiçi antagonisti, 8-Siklopentil–1,3- dipropilksantin (DPCPX) ve KBD+DPCPX olarak 4 grup oluşturulmuştur. Kannabidiol 50 μg/100μl/kg'lık dozda iskemiden 10 dakika önce, DPCPX ise 100 μg/100μl/kg dozda iskemiden 15 dakika önce intravenöz (i.v) yolla vena femoralisten verildi. Kontrol grubunda 100 μl/kg ilaç çözücüsü i.v yolla verildi. Çalışmamızda kullanılacak olan KBD ve DPCPX'in dozları daha önceki çalışmalardan seçilmiştir (Lasley et al. 2007, Walsh et al 2010).

Çizelge 2.1 Uygulanan ilaç dozları ve veriliş zamanı

GRUPLAR	N	**İlaç Dozları ve Çözücü Miktarları**	
		Ligasyondan 15 dakika önce	**Ligasyondan 10 dakika önce**
1.Kontrol	10	iv. DMSO 100 μl/kg	iv. DMSO 100 μl/kg
2. KBD	9	iv. DMSO 100 μl/kg	iv. 50 μg/100 μl/kg KBD
3. DPCPX	7	iv. 100 μg/100 μl/kg DPCPX	iv. DMSO 100 μl/kg
4.KBD+ DPCPX	7	iv. 100 μg/100 μl/kg DPCPX	iv. 50 μg/100 μl/kg KBD

2.6 ARİTMİ ANALİZİ

Tüm gruplarda iskemi ve reperfüzyon periyotları boyunca, EKG ve aynı anda kan basıncı kayıt edildi. Deney sonunda elde edilen kayıtlardan iskemi ve reperfüzyon periyodu boyunca 1, 3 ve 5. dakikalarda kalp atım oranları ve ortalama arteriyal kan basıncı hesaplandı. Tüm gruplarda reperfüzyon sonunda ölüm oranı saptandı. Aritmiler ventriküler fibrilasyon (VF), ventriküler taşikardi (VT) ve ventriküler ektsrasistol (VES) olarak Lambeth antlaşmasına göre tespit edildi (Walker et al. 1988). Her gruptaki denekler değerlendirilerek her bir aritmi tipinin oluşum sıklığı tespit edildi.

EKG kayıtlarından reperfüzyon periyodunda her aritmi tipinin görülme sıklığı ve gözlendiği zaman aralığı belirlenerek, her birinin toplam süresi ve tüm aritmi sürelerinin toplamı iskemi ve reperfüzyon periyotlarında her bir denek için ayrı ayrı hesaplandı. Aritmi şiddetinin bir ölçüsü olan aritmi skoru, her denek için reperfüzyonda gözlenen aritminin tipi ve görüldüğü sürenin uzunluğu dikkate alınarak Lepran et al. (1983) tarafından belirlenen skalaya göre saptandı. Buna göre (0) Hiç aritmi yok, (1) 10 sn'den az süreli VES ve/veya VT; VF yok (2) 11–30 sn süreli VES ve/veya VT; VF yok (3) 31–90 sn süreli VES ve/veya VT; VF yok (4) 91–180 sn süreli VES ve/veya VT; veya 10 sn'den az süreli VF, (5) 180 sn'den uzun süreli VES ve/veya VT; veya 10 sn'den uzun süreli VF, (6) Dönüsümsüz VF.

EKG kayıtlarında QT ve QRS uzunlukları ligasyon öncesi, ligasyonun 1, 3 ve 5. dakikalarında ölçüldü.

2.7 İSTATİKSEL ANALİZ

İstatiksel analizler için GraphPad paket programı kullanıldı (GraphPad Prism 5, San Diego, California, USA). Aritmi yoğunluğu ve ölüm oranının tespiti için Fisher kesin ki-kare testi kullanıldı. Sonuçlar ortalama±standart hata (O±SH) olarak ifade edildi. Gruplardaki denek sayıları eşit olmadığından tüm veriler için ilaç uygulanan gruplar ile kontrol grubunun karşılaştırılmasında Kruskal-Wallis ve Dunn post hoc testi kullanıldı. Ligasyonun belirli zaman aralıklarında ölçülen QRS ve QT uzunlukları da ligasyon öncesinde ölçülen değerler ile Kruskal-Wallis ve Dunn post hoc testi kullanılarak karşılaştırıldı. $P<0.05$'den küçük olan değerler istatistiksel olarak anlamlı kabul edildi.

BÖLÜM 3

BULGULAR

3.1 HEMODİNAMİK PARAMETRELER

Çizelge 3.1 ve 3.2 ilaç tedavilerinin iskemiden önce ve iskemi reperfüzyon periyotları boyunca ortalama arteriyal kan basıncı ve kalp atımı değerlerine etkilerini göstermektedir. Ortalama arteriyal kan basıncı ligasyonu takiben tüm gruplarda iskemi öncesi değerlerine göre yaklaşık olarak %20–30 oranında azalmıştır. Reperfüzyonla birlikte kan basıncı artarak reperfüzyonun 5. dakikasında ligasyon öncesindeki değerlerine geri dönmüştür (Çizelge 3.1). İlaç tedavileri ligasyon öncesi ve iskemi reperfüzyon periyotları boyunca kalp atımı ve kan basıncı değerlerini kontrol grubuna göre değiştirmemiştir (Çizelge 3.1, Çizelge 3.2). Ligasyon öncesinde KBD verilen grupta ölçülen kan basıncı ve kalp atımı değerleri ilaç uygulanmasından önce ölçülen değerlere göre anlamlı bir değişim göstermemiştir.

3.2 İSKEMİ VE REPERFÜZYON ARİTMİLERİ

Hayvan ağırlıkları ve risk bölgelerinin yüzde oranında gruplar arasında anlamlı bir fark görülmemiştir (Çizelge 3.3). Ligasyon periyodunun 3 ve 5. dakikaları arasında VES aritmileri gözlemlenmiştir. Ancak bu periyotda aritmi süresi ve yoğunluğu ilaç gruplarında kontrole göre farklı bulunmamıştır. VES süresi tedavi gruplarında kontrole göre anlamlı bir değişim göstermemiştir (Çizelge 3.3). Ligasyon boyunca hiçbir hayvanda VT ve VF gözlenmemiştir.

Reperfüzyonu takiben kontrol grubunda şiddetli ventriküler aritmiler oluşmuştur. Bu aritmiler reperfüzyonun 1 ila 15. saniyeleri arasında başlamıştır. DPCPX aritmi skoru, aritmi sıklığı ve süresini kontrole göre değiştirmemiştir. KBD tedavisi, VT sıklığı, aritmi skoru ve toplam aritmi süresinde kontrol grubuna göre istatiksel olarak anlamlı bir azalma sağlamıştır ($P<0.05$) (Çizelge 3.4, Şekil 3.1, Şekil 3.2).

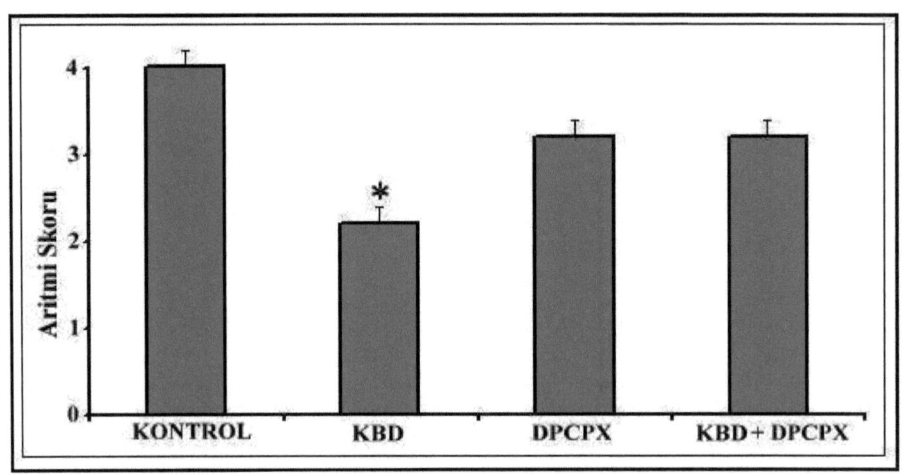

Şekil 3.1 İlaç tedavilerinin reperfüzyon periyodu boyunca aritmi skoruna etkisi. *P<0.05 kontrole göre.

(Aritmi skoru: Kontrol, 4.0±0.4; KBD, 2.2±0.4; P<0.05; Çizelge 3.4, Şekil 3.1; Toplam aritmi süresi (sn): KBD, 21±5: Kontrol, 80±22: P<0.05; Çizelge 3.4, Şekil 3.2)

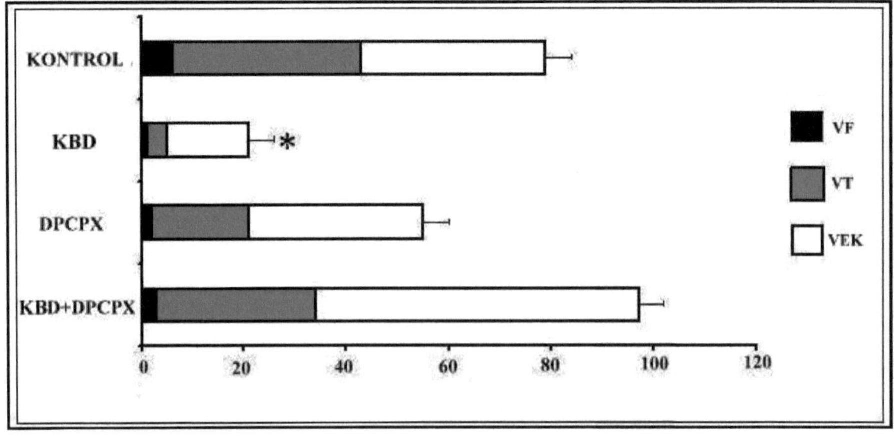

Şekil 3.2. İlaç tedavilerinin reperfüzyon periyodu boyunca toplam aritmi süresine etkisi. *P<0.05 kontrole göre.

KBD'nin DPCPX ile kombinasyonu reperfüzyon periyodu boyunca görülen toplam aritmi sürelerini, aritmi skorunu ve sıklığını azaltmamıştır (Çizelge 3.4, Şekil 3.1, Şekil 3.2).

3.3 İLAÇ TEDAVİLERİNİN QRS VE QT ARALIKLARINA ETKİSİ

QRS uzunlukları ligasyonu takiben artış göstermiştir. Tüm gruplarda ligasyon periyodunun 1. ve 3. dakikalarında ölçülen QRS uzunlukları ligasyon öncesi değerlerine göre anlamlı olarak daha uzun bulunmuştur. Ancak QRS aralığında meydana gelen bu uzama tüm gruplarda kademeli olarak azalarak ligasyonun 5. dakikasında ligasyon öncesinde ölçülen değerlere ulaşmıştır (Şekil 3.4 B). QT uzunluğu ligasyon periyodu boyunca ligasyon öncesinde ölçülen değerlere göre anlamlı bir artış göstermemiştir (Şekil 3.3 C). Hiçbir ilaç tedavisi ligasyon öncesi ve ligasyon periyodunda QT ve QRS uzunluklarını değiştirmemiştir (Şekil 3.3 B - Şekil 3.3 C).

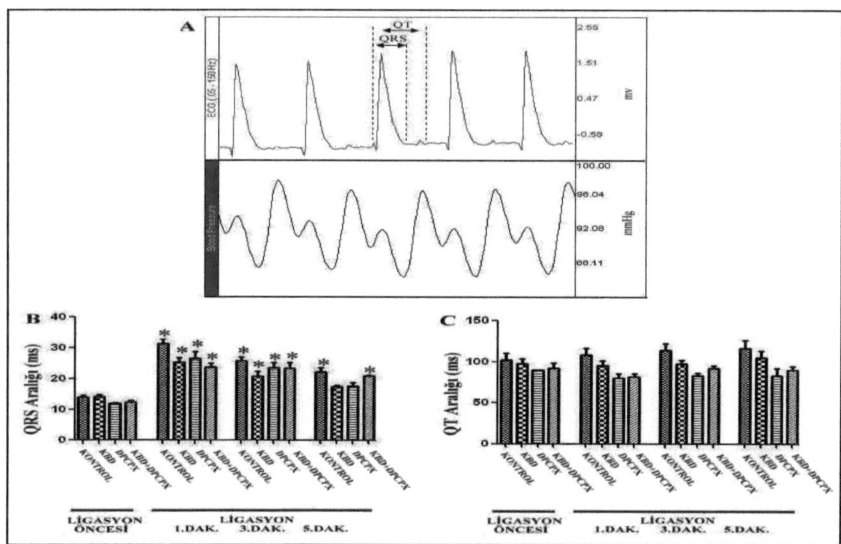

Şekil 3.3. İlaç uygulamalarının QRS ve QT aralıklarına etkisi. Anestezi altındaki sıçandan alınan bir EKG kaydı (A). KBD, DPCPX ve KBD+DPCPX'in anestezi altındaki sıçanlarda ligasyon sırasında ve öncesinde QRS (B) ve QT (C) aralıklarına olan etkisi.*P<0.05 kontrole göre.

Çizelge 3.1. İlaç uygulamalarının ligasyon öncesi ve iskemi reperfüzyon periyotlarında ölçülen ortalama arteriyal kan basıncı (mmHg) değerlerine etkisi.

Kan Basıncı (mmHg)	I. Kontrol	II. KBD	III. DPCPX	IV. KBD+DPCPX
Zaman(dk.)				
-15	113±2	112±5	129±5	112±5
-10	113±2	112±5	129±5	112±5
-5	112±1	112±5	128±3	100±7
0 (bazal)	115±6	108±6	113±3	109±5
1 (lig 1 dk.)	89±8	72±8	77±11	70±10
3 (lig 3 dk.)	87±7	73±8	76±9	54±11
5 (lig 5 dk.)	85±8	74±8	65±12	57±9
1 (rep 1 dk.)	60±11	78±12	63±14	51±15
3 (rep 3 dk.)	81±9	86±10	67±15	51±14
5 (rep 5 dk.)	101±4	97±6	94±5	80±17

Lig: Ligasyon, **Rep**: Reperfüzyon, **KBD**: Kannabidiol, **DPCPX**: 8-Siklopentil–1,3- dipropilksantin.

Çizelge 3.2. İlaç uygulamalarının ligasyon öncesi ve iskemi reperfüzyon periyotlarında ölçülen kalp atımı (atım/dakika) değerlerine etkisi.

Kalp Atımı	I. Kontrol	II. KBD	III. DPCPX	IV. KBD+DPCPX
Zaman (dk.)				
-15	431±9	436±11	407±6	458±9
-10	430±8	435±11	408±7	457±10
-5	429±10	435±19	395±8	410±22
0 (bazal)	427±10	428±10	392±13	401±14
1 (lig 1 dk.)	426±15	412±15	408±6	399±13
3 (lig 3 dk.)	427±11	424±17	378±13	376±24
5 (lig 5 dk.)	433±9	416±16	373±11	375±35
1 (rep 1 dk.)	437±25	400±17	380±23	436±34
3 (rep 3 dk.)	407±14	417±24	369±11	365±49
5 (rep 5 dk.)	391±31	398±12	357±16	381±19

Lig: Ligasyon, **Rep**: Reperfüzyon, **KBD**: Kannabidiol, **DPCPX**: 8-Siklopentil–1,3- dipropilksantin.

Çizelge 3.3. İlaç tedavilerinin iskemi periyodu boyunca görülen aritmiler üzerine etkisi.

Gruplar	n	Risk Bölgesi (%)	Ölüm Oranı (N/%)	Aritmilerin görülme sıklığı (*N*/%)			Aritmi Süreleri (sn)			
				VF	VT	VES	VF	VT	VES	Toplam
Kontrol	10	47±2	0/0	0/0	1/10	8/80	0	4±4	6±3	11±5
KBD	9	50±2	0/0	1/11	1/11	4/45	1±1	3±3	1±1	4±3
DPCPX	7	47±2	0/0	0/0	2/34	7/100	0	1±1	4±1	5±1
KBD+DPCPX	7	53±2	0/0	1/14	2/26	7/100	2±2	2±1	12±5	15±7

n: Ligasyon öncesi hayvan sayısı

N: Ligasyon periyodundan sonra ölen hayvan sayısı. *N*: Aritmilerin görülme sayısı **VF**: ventriküler fibrilasyon; **VT**: ventriküler taşikardi; **VES**: ekstra sistol, salvos, bigemini; **Toplam**: VF, VT ve diğer tip aritmilerin toplam uzunluğu.

Çizelge 3.4. **İlaç tedavilerinin reperfüzyon periyodu boyunca görülen aritmiler üzerine etkisi.**

Gruplar	n	Risk Bölgesi (%)	Ölüm Oranı (N/%)	Aritmilerin görülme sıklığı (*N*/%)			Aritmi Süreleri (sn)				Aritmi Skoru
				VF	VT	VES	VF	VT	VES	Total	
Kontrol	10	47±2	2/20	5/50	10/100	10/100	6±18	37±14	36±8	80±22	4.0±0.4
KBD	9	50±2	0/0	2/22	4/44*	8/89	1±1	4±2*	16±4	21±5*	2.2±0.4*
DPCPX	7	47±2	0/0	3/43	7/100	7/100	2±1	19±4	34±8	54±9	3.2±0.3
KBD+DPCPX	7	53±2	0/0	3/43	6/86	7/100	3±1	31±12	63±17	97±20	3.2±0.2

n: Ligasyon öncesi hayvan sayısı

N: Ligasyon periyodundan sonra ölen hayvan sayısı. *N*: Aritmilerin görülme sayısı **VF**: ventriküler fibrilasyon; **VT**: ventriküler taşikardi; **VES**: ekstra sistol, salvos, bigemini; **Toplam**: VF, VT ve diğer tip aritmilerin toplam uzunluğu.

*P<0.05 kontrole göre. Değerler ortalama ± standart hata (SH) olarak verilmiştir.

BÖLÜM 4

TARTIŞMA

Çalışmamızda, 50 µg/kg dozda KBD reperfüzyonla uyarılan ventriküler aritmilerin süresini azaltmıştır. Bu çalışmayla, KBD'nin reperfüzyonla uyarılan ventriküler aritmilere karşı antiaritmik etkiye sahip olduğu ilk kez gösterilmiştir. Literatürde KBD'nin ventriküler aritmiler üzerine olan etkisini gösteren sadece bir çalışma bulunmaktadır (Walsh et al 2010). Yukarıdaki çalışmada, KBD çalışmamızda uygulanan dozda verilmiş olup, anestezi altındaki sıçanlarda, iskemi ile uyarılan ventriküler aritmileri azaltmıştır. Ancak, KBD reperfüzyon periyodunda kayıt edilen ventriküler aritmilerin sayısını azaltmada etkili bulunmamıştır. Bizim çalışmamız ile Walsh et al. (2010)'ın yapmış olduğu çalışmalarda, KBD'nin reperfüzyon ile uyarılan aritmilere olan etkisinin farklı bulunması reperfüzyon periyodundan önce gelen iskemik periyodun her iki çalışmada farklı sürelerde uygulanmasına bağlı olabilir. Walsh et al. (2010) iskemi süresini 30 dakika olarak uygulamışlardır. Bu süre sonrasında uygulanan reperfüzyon periyodu boyunca, kontrol gruplarındaki hayvanlarda az sayıda ventriküler aritmi meydana gelmiştir. Bu nedenle tedavi gruplarında KBD'nin etkisi ortaya koyulamamıştır. Sıçanlarda iskemi reperfüzyon aritmi modelinin uygulandığı çalışmalarda, ilaçların reperfüzyonla uyarılan aritmiler üzerine etkisini araştırmak için iskemik periyodun süresi 5, 6 veya 7 dakika olarak uygulanmıştır (Vajda et al 2007, Ek et al. 2008, Otani et al. 2013). Bizim çalışmamız, özellikle KBD'nin reperfüzyonla uyarılan ventriküler aritmiler üzerindeki etkisini araştırmak üzere tasarlanmıştır. Bu yüzden daha önceki çalışmalarımızda olduğu gibi bu çalışmamızda da kontrol grubunda reperfüzyon periyodunda yeterli sayıda aritminin oluşması için 6 dakikalık iskemi periyodu uygulanmıştır (Gonca and Bozdoğan 2010, Gonca 2013)

Çalışmamızda KBD, tiopental anestezisi (85 mg/kg ip.) uygulanan hayvanlarda ligasyon öncesi ve iskemi reperfüzyon periyodu boyunca kayıt edilen kalp atımı ve ortalama arteriyal kan basıncı (OAKB) değerlerinde önemli bir değişikliğe neden olmamıştır. Walsh et al. (2010) yaptıkları çalışmada pentobarbital (60 mg/kg ip.) ile anestezi uygulanan hayvanlarda, çalışmamızda olduğu gibi 50 µg/kg dozda KBD uygulamışlardır. Ancak bu çalışmada KBD hipotansif etkili bulunmuştur. Bu sonuç çalışmamızdan elde edilen bulgular ile uyum göstermemektedir. Çalışmalardan elde edilen farklı sonuçlar kullanılan anestezik madde türlerinin farklı olmasına bağlı olabilir.

Miyokardiyal iskemi sırasında ATP metabolizmasına bağlı olarak hücrelerarası ortamda adenozin konsantrasyonu artış göstermektedir. Bir çalışmada, izole sıçan kalbinde iskemi boyunca biriken endojen adenozinin adenozin A_{2A} reseptörünü aktive ederek antiaritmik etki gösterdiği ileri sürülmüştür (Schreieck et al. 1999). Bununla birlikte bu çalışmada, adenozin A_1 reseptörlerinin DPCPX ile blokajının iskemide meydana gelen aritmilerin oluşumuna etki etmediği gösterilmiştir. Bozdağan et al. (2010) yaptıkları çalışmada DPCPX'in 10 µg/kg dozda anestezi altındaki sıçanlarda I/R ile uyarılan aritmilerin görülme sıklığı ve süresine anlamlı bir etkisi olmadığını göstermişlerdir. Çalışmamızda, 100 µg/kg dozda verilen DPCPX, I/R ile uyarılan aritmilerin görülme sıklığı ve süresini etkilemeyerek bu sonuçları desteklemiştir. Bu bulgulardan farklı olarak Lee et al. (1994) 500 µg/kg dozda DPCPX ile sağlanan adenozin A_1 reseptör blokajının anestezi altındaki sıçanlarda 30 dakikalık bir süre için kayıt edilen iskemi ile uyarılan aritmilerin oluşumunu arttırdığını göstermişlerdir (Lee et al. 1994). Çalışmalardan elde edilen çelişkili sonuçlar uygulanan DPCPX'in farklı dozlarına ya da iskemi reperfüzyon sürelerinin farklı olmasına bağlı olabilir. Çalışmamızdan elde edilen sonuçlar, "iskemi sırasında biriken hücrelerarası adenozin, A_1 reseptör aktivasyonu yoluyla ventriküler aritmilerin oluşumuna önemli bir etki göstermez" şeklindeki görüşü desteklemektedir.

KBD'nin antiaritmik etkisinin temel mekanizması, KBD'nin direkt elektrofizyolojik etkisinden kaynaklanabilir. Gine domuzu ventriküler miyositlerinde KBD'nin gecikmiş dışa doğrultucu potasyum kanallarının (IKs) yavaş bileşenlerini inhibe ettiği rapor edilmiştir (Mamas et al. 1997). IKs blokerlerinin kardiyak aksiyon potansiyeli süresini ve QT aralığını uzattığı, miyokardiyal iskemi sırasında elektriksel olarak uyarılmış ventriküler taşiaritmileri azalttığı gösterilmiştir (Tamargo et al. 2004). Ancak sıçan miyositlerinde repolarizasyon sürecinden sorumlu olan başlıca akımlar, geçici dışarı doğru (I_{to}) ve içeriye doğrultucu (IK_1) potasyum akımlarıdır. Geçikmiş doğrultucu potasyum akımlarının (IK) repolarizasyon sürecinde ihmal edilebilir düzeyde çok az bir etkiye sahip olduğu bildirilmiştir (Varro et al. 1997). KBD'nin I_{to} ve IK_1 üzerine olan etkilerinin gösterildiği bir çalışmaya literatürde rastlanmamıştır. Buna rağmen, çalışmamızda KBD'nin antiaritmik etkisinde, elektrofizyolojik etkisinin rolünün olup olmadığı elde edilen EKG kayıtlarında belirli zaman aralıklarında QT ve QRS aralıkları hesaplanarak araştırılmıştır. Çalışmamızda, Walsh et al. (2010) yapmış olduğu çalışmaya benzer şekilde, KBD uygulanmasının QT ve QRS aralıklarını arttırmadığı ortaya konulmuştur. İskemik periyotta ölçülen QRS aralıkları, ligasyon öncesine göre artış göstermiştir. Bu artıştan iskemik miyokardiyumdaki yavaş iletim sorumlu olabilir. Walsh et al. (2010) KBD'nin iskemi periyodunda gözlenen antiaritmik etkisinin, KBD'nin trombosit aktivasyonunu önleyici etkisine bağlamışlardır (Walsh et al. 2010). Aynı bilim adamları ortaya koydukları yeni çalışmalarında, iskemi boyunca KBD'nin antiaritmik etkisinde KB_1 reseptörlerinin aktivasyonun rolü olmadığını göstermişlerdir (Hepburn et al. 2011)

Çalışmamızda KBD tek başına verildiğinde ventriküler aritmileri baskılamıştır. Ancak KBD tedavisi, adenozin A_1 reseptörlerinin DPCPX ile bloke olması halinde ventriküler aritmiler üzerine herhangi bir etki göstermemiştir. Bu sonuçlar, KBD'nin antiaritmik etkisinin adenozin A_1 reseptörlerinin aktivasyonuna bağlı olabileceğini göstermektedir. KBD, ENT'nin kompetitif inhibitörü olarak davranır ve hücrelerarası adenozinin hücre içerisine alınımını inhibe eder (Carrier et al. 2006). Carrier et al (2006) tarafından ileri sürüldüğü gibi çalışmamızda KBD hücrelerarası adenozin konsantrasyonunu arttırarak adenozin uyarı sinyalinin artışına neden olmuş olabilir. KBD'nin antiaritmik etkisi adenozin A_1 reseptörlerinin aktivasyonu yoluyla gerçekleşmiş olabilir. Adenozin A_1 reseptör aktivasyonunun, miyokardiyal ATP bağımlı potasyum kanallarının aktivasyonu yoluyla antiaritmik etki gösterebileceği ileri sürülmüştür (Kirsch et al. 1990, Canyon et al. 2005). Bu aktivasyon, iskemik ve iskemik olmayan bölgeler arasında homojeniteyi sağlayabilir ve/veya mitokondriyal enerji üretiminin devamını sağlayabilir (El Reyani et al. 1999, Marín-García and Goldenthal 2004). Nükleosit transport inhibitörleri R75231 ve dipiradamol'ün hücre içi adenozin konsantrasyonunu ve adenozin sinyalini arttırarak antiaritmik etki gösterdiği bulunmuştur (Wainwright et al. 1993, Yoshida et al. 2000). Bu çalışmalardan elde edilen sonuçlar, çalışmamızda KBD'nin antiaritmik etkisinin temel mekanizması için ortaya koymuş olduğumuz önermeyle aynı doğrultuda olup bulgularımızı desteklemektedir.

BÖLÜM 5

SONUÇLAR

Bu çalışma ile KBD'nin I/R ile uyarılan aritmilere karşı antiaritmik etkili olduğu ilk kez ortaya konulmuştur. Çalışma sonuçları, KBD'nin antiaritmik etkisinin adenozin A_1 reseptörlerinin aktivasyonu yoluyla gerçekleşmiş olabileceğini göstermektedir.

KBD insanlarda iyi tolere edilebildiğinden (Bergamaschi et al. 2011) I/R ile uyarılan aritmilerin tedavisinde kullanılabilmeye aday bir moleküldür. Ancak klinik tedavide terapötik potansiyelinin ortaya konulması için daha fazla çalışma yapılmasına ihtiyaç duyulmaktadır. Kalp krizi geçirerek hastaneye yatırılan koroner hastalarında tedavi, iskemiye maruz kalan kalpte, tıkalı olan koroner arter açılmadan önce uygulanmaktadır. Reperfüzyondan önce iskemik periyotta uygulanan ilaç tedavileri I/R aritmilerinin önlenmesi için gerekli olan klinik tedavi protokolüne daha uygun gözükmektedir. Bu nedenle KBD'nin klinikte I/R aritmilerinin oluşumunun önlenmesinde kullanılabilmesi için, iskemi süresi boyunca farklı zamanlarda uygulanan KBD tedavisinin I/R ile uyarılan aritmilere olan etkisi de araştırılmalıdır.

İskemik ön koşullanma akut ve/veya gecikmiş dönemde kalbi ventriküler aritmilere karşı dirençli hale getirir (Vander Heide 2011). KBD'nin koroner arter hastalarında kronik kullanımı adenozin sinyalini arttırarak kalbin ön koşullanmasına neden olabilir. Böylece KBD kalp krizinden hemen sonra meydana gelen ventriküler aritmileri ve hastaneye kaldırılan hastalarda tıkalı damarların açılması sonucu meydana gelen reperfüzyon aritmilerini önleyebilir. Nitekim Laubani et al. (2004), adenozin tedavisi ile meydana getirilen ön koşullanmanın koroner arter hastalarından elde edilen sağ atriyum dokusunu 24 ila 72 saat gibi uzun bir periyot boyunca hücresel hasara karşı koruduğunu göstermişlerdir. Ancak KBD'nin koroner arter hastalarında kronik kullanımı adenozin reseptör desensitizasyonuna neden olabilir. Bu nedenle KBD'nin kronik kullanımının adenozin reseptör desensitizasyonuna neden olup olmayacağı konusu da araştırılmalıdır.

KAYNAKLAR

Asimakis GK, Inners-McBride K, Medellen G and Conti VR (1992) Ischemic preconditioning attenuates acidosis and postischemic dysfunction is isolated rat heart. *Am. J. Physiol.*, 263: 887-894.

Baxter AJ (2002) Diastolic heart failure in older people--myth or lost tribe. *Clin. Med.*, 2; 539-543.

Becker LC and Ambrosio G (1987) Myocardial consequences of reperfusion. *Prog. Cardiovasc. Dis.*, 30: 23-44.

Begg M, Pacher P, Bátkai S, Osei-Hyiaman D, Offertáler L, Mo FM, Liu J and Kunos G (2005) Evidence for novel cannabinoid receptors. *Pharmacol. Ther.,* 106: 133-145.

Bergamaschi MM, Queiroz RH, Zuardi AW and Crippa JA (2011) Safety and side effects of cannabidiol, a Cannabis sativa constituent. *Curr. Drug. Saf.*, 6: 237-249.

Berne R and Levy M (1998) *Physiology,* 4th ed. Mosby Inc, U.K, 1218-1254.

Bishop-Bailey D (2000) Peroxisome proliferator-activated receptors in the cardiovascular system. *Br. J. Pharmacol.*, 129: 823-834.

Black SC (2000) İn vivo models of myocardial ischemia and reperfusion injury. *J. Pharm. Tox. Meth.*, 43: 153-167.

Boerma E, Mercado N, Poldermans D, Gardien M, Vos J and Simoons ML (2003) Acute Myocardial İnfarction. *Lancet.*, 42: 361-362.

Bolli R, Jeroudi MO and Patel BS (1989) Direct evidence that oxygen-derived free radicals contribute to postischemic myocardial dysfunction in the intact dog. *Proc. Natl. Acad. Sci.,* 86: 4695- 4699.

Bonnemeier H, Wiegand UK, Giannitsis E, Hartman F, Kurowski V, Bode F and Katus HA (2003) Temporal repolarization inhomogeneity and reperfusion arrhythmias in patients undergoing successful primary percutaneous coronary intervention for acute ST-segment elevation myocardial infarction: impact of admission troponin T. *Am. Heart. J.*, 145: 484-492.

Booz GW (2011) Cannabidiol as an emergent therapeutic strategy for lessening the impact of inflammation on oxidative stress. *Free Radic. Biol. Med.*, 51: 1054-1061.

KAYNAKLAR (devam ediyor)

Bousselmi R, Lebbi MA and Ferjani M (2014) Myocardial ischemia conditioning: physiological aspects and clinical applications in cardiac surgery. *J. Saudi. Heart Assoc.*, 26: 93-100.

Bozdoğan Ö, Gonca E and Ekerbiçer N (2010) Effects of adenosine A1 receptor agonist CCPA and antagonist DPCPX on ischemia/reperfusion-induced arrhythmias in rats. *Turk. J. Med. Sci.*, 40: 1-8.

Bozdoğan Ö and Bölükbaşı F (1994) The arrhythmias occurring in the late period of experimentally induced myocardial infarction in dogs. *Turk. J. Vet. Anim. Sci.*, 8: 147-151.

Bozdoğan Ö, Gonca E, Suveren E and Gökçe F (2004) Mechanism of glibenclamide mediated anti arrrhythmic and ischemic conditioning in a rat model of myocardial infarction: role of yohimbine treatment. *Turk. J. Med. Sci.*, 34: 21-27.

Buja LM (1991) Lipid abnormalities in myocardial cell injury. *Trends Cardiovasc. Med.,* 1: 40-41.

Canyon SJ and Dobson GP (2005) Pretreatment with an adenosine A1 receptor agonist and lidocaine: A possible alternative to myocardial ischemic preconditioning. *J. Thorac. Cardiovasc. Surg.*, 130: 371-377.

Carrier EJ, Auchampach JA and Hillard CJ (2006) Inhibition of an equilibrative nucleoside transporter by cannabidiol: a mechanism of cannabinoid immunosuppression. *Proc. Natl. Acad. Sci.*, 103: 7895-7900.

Carroll R and Yellon DM (1999) Myocardial adaptation to ischemia the preconditioning phenomenon, *Int. J. Cardiol.*, 68: 93-94.

Cohen MV, Baines CP and Downey JM (2000) Ischemic preconditioning: from adenosine receptor to KATP channel. *Annu. Rev. Physiol.*, 62: 79-109.

Cota D and Woods SC (2005) The role of the endocannabinoid system in the regulation of energy homeostasis. *Exp. Clın. Endocrınol.*, 12: 338-351.

Cota D, Marssicano GN and Tschop M (2003) The endogenous cannabinoid system affects energy balance via central orexigenic drive and peripheral lipogenesis. *JCI.,* 112: 423-431.

Cranefield PF and Wit AL (1979) Cardiac Arrhythmias. *Annu. Rev. Physiol.*, 41: 459-472.

Das M and Das DK (2008) Molecular mechanism of preconditioning. *IUBMB Life*, 60: 199-203.

Depre C and Taegtmeyer H (2000) Metabolic aspects of programmed celi survival and celi death in the heart. *Cardiovasc. Res.*, 45: 538-548.

Downey JM, Davis AM and Cohen MV (2007) Signaling pathways in ischemic preconditioning. *Heart. Fail. Rev.*, 12: 181-188.

KAYNAKLAR (devam ediyor)

Drummond Gl and Severson DL (1979) Cyclic nucleotides and cardiac function. *Circ. Res.,* 44: 145-153.

Dunwiddie TV and Masino SA (2001) The role and regulation of adenosine in the central nerveus system. *Annu. Rev. Neurosci.*, 24: 31-55.

Durst R, Danenberg H, Gallily R, Mechoulam R, Meir K, Grad E, Beeri R, Pugatsch T, Tarsish E and Lotan C. (2007) Cannabidiol, a nonpsychoactive Cannabis constituent, protects against myocardial ischemic reperfusion injury. *Am. J. Physiol. Heart Circ. Physiol.,*293:3602-3607.

Eefting F, Rensing B, Wigman J, Pannekoek WJ, Liu WM, Cramer MJ, Lips DJ and Doevendans PA (2004) Role of apoptosis in reperfusion injury. *Cardiovasc. Res.*, 15: 414-426.

El-Alfy A, Ivey K, Robinson K, Ahmed S, Radwan M, Slade D, Khan I, ElSohly M and Ross S (2010) Antidepressant-like effect of [Delta]9-tetrahydrocannabinol and other cannabinoids isolated from Cannabis sativa L. *Pharm. Bioch. and Behavior*, 95: 434-442.

Elphick MR and Egertova M (2001) The neurobiology and evolutin of cannabinoid signaling. Philosophical Transactions of the Royal Society B. *Biol. Sci.,* 356: 381-408.

El-Remessy AB, Al-Shabrawey M, Khalifa Y, Tsai N-T, Caldwell RB and Liou GI (2006) Neuroprotective and blood-retinal barrier-preserving effects of cannabidiol in experimental diabetes. *Am. J. Pathol.*, 168: 235-244.

El-Reyani NE, Bozdoğan O, Baczko I, Lepran I and Papp JG (1999) Comparison of the efficacy of glibenclamide and glimepiride in reperfusion-induced arrhythmias in rats, *Eur. J. Pharm.*, 365: 187-192.

Ferrier FL (1973) Direct coronary revascularization. *J. Med. Assoc. Ga.*, 62; 269-270.

Fosfar JC, Rusell DC and Riemersma RA (1985) Control of myocardial catecholamine release during acute ischemia. *J. Cardiovasc. Pharm.*, 7: 33-39.

Fredholm BB, IJzerman AP, Jacobson KA, Klotz KN and Linden J (2001) Nomenclature and classification of adenosine receptors. *Pharmacol. Rev.*, 53: 527-552.

Fouad AA, Al-Mulhim AS and Jresat I (2012) Cannabidiol treatment ameliorates ischemia/reperfusion renal injury in rats. *Life Sci.,*17: 284-292.

Fouad AA and Jresat I (2011) Therapeutic potential of Cannabidiol against ischemia/reperfusion liver injury in rats. *Eur. J. Pharmacol.*, 670: 216-223.

Godin D, SamPeau N and Nadeau R (1984) Catecholamine release and ventricular arrhythmias during coronary occlusion and reperfusion in the dog. *J. Physiol. Pharmacol.*, 63: 1088-1095.

Gonca E and Bozdoğan O (2010) Both mitochondrial KATP channel opening and sarcolemmal KATPchannel blockage confer protection against ischemia/reperfusion induced arrhythmia in anesthetized male rats. *J. Cardiovasc. Pharmacol. and Ther.*, 15: 403-411.

Gonca E (2013) The effects of zileuton and montelukast in reperfusion-induced arrhythmias in anesthetized rats. *Curr. Ther. Res. Clin. Exp.,* 75: 27-32.

Groot H and Rauen U (2007) Ischemia-Reperfusion İnjury: Processes in Pathogenetic Networks: A Review. *Transplant Proc.*, 39: 481-484.

Gross GJ, Kersten JR and Warltier DC (1999) Mechanisms of postischemic contractile dysfunction. *Ann. Thorac. Surg.*, 68: 1898-1904.

Guimaraes S, Morato M and Sousa T (2003) Hypertension due to blockade of adenosine receptor. *Pharm. Tox.*, 92: 160-162.

Guyton AC and Hail JC (2000) *Textbook of Medical Physiology,* 10th edition. W.B. Saunders Company, Philadelphia, 97-99.

Hannon JP, Pfannkuche HJ and Fozad J (1995) A role far mast cell in adenosine A_3 receptor-mediated hypotension in the rat. *Br. J. Pharmacol.*, 15: 945-952.

Harclerode J (1984) Endocrine effects of marijuana in the male: preclinical studies. *NIDA Res. Monogr.,* 44: 46-64.

Hayakawa K, Mishima K, Nozako M, Hazekawa M, Irie K, Fujioka M, Orito K, Abe K, Hasebe N, Egashira N, Iwasaki K and Fujiwara M (2007) Delayed treatment with cannabidiol has a cerebroprotective action via a cannabinoid receptor-independent myeloperoxidase-inhibiting mechanism. *J. Neurochem.*, 102: 1488-1496.

Hepburn CY, Walsh SK and Wainwright CL (2011) Cannabidiol as an anti-arrhythmic, the role of the CB1 receptors. *Heart,* 97: doi: 10.1136/heartjnl–2011–301156.17

Herkenham M, Lynn AB, Little MD, Johnson MR, Melvin LS and De Costa BR (1990). Cannabinoid receptor localization in brain. *Proc. Natl. Acad. Sci.*, 87: 1932-1936.

Hoffman BF and Rosen MR (1981) Cellular mechanisms for cardiac arrhythmias. *Circ. Res.*, 49: 1-14.

İskit AB and Güç MO (1996) Comparision of sodium pentobarbitane and urethane anaesthesia in rat model of coronary artery occlusion and reperfusion arrhythmias: lnteraction with L-NAME. *Pharmacol. Res.,* 33: 13-18.

Jordan JE, Zhao ZQ and Vinten-Johansen J (1999) The role of neutrophils in myocardial ischemia-reperfusion injury. *Cardiovasc. Res.*, 43: 860-878.

KAYNAKLAR (devam ediyor)

Kim KB, Chung HH, Kim MS and Rho JR (1994) Changes in the antioxidative defensive system during open heart operations in humans. *Ann. Thorac. Surg.*, 58: 170-175.

Kirsch GE, Codina J, Birnbaumer L and Brown AM (1990) Coupling of ATP sensitive Katp channels to A1 receptors by G proteins in rat ventricular myocytes. *Am. J. Physiol. Heart Circ. Physiol.,* 259: 820-826.

Kramer JH, Mısık V and Weblicki WB (1994) Lipid peroxidation-derived free radical production and post ischemic myocardial reperfusion injury. *Ani. N. York Acad. Sci.*, 723: 180-183.

Lasley RD, Kristo G, Keith BJ and Mentzer RM Jr (2007) The A2a/A2b receptor antagonist ZM–241385 blocks the cardioprotective effect of adenosine agonist pretreatment in in vivo rat myocardium. *Am. J. Physiol. Heart. Circ. Physiol.*, 292: 426-431.

Lazzarino G, Raatikainen P, Nuutinen M, Nissinen J, Tavazzi B, Di Pierro D and Giardina B (1994) Myocardial release of malondialdehyde and purine compounds during coronary bypass surgery. *Circulation*, 90: 291-297.

Loubani M, Hassouna A and Galiñanes M (2004) Delayed preconditioning of the human myocardium: signal transduction and clinical implications. *Cardiovasc. Res.*, 6: 600-609.

Lepran I, Koltai M, Siegmund W and Szekers L (1983) Coronary artery ligation early arrhytmias and determination of the ischemic area in conscious rats. *J. Pharmacol. Met.*, 9: 219-230.

Lee YM, Chern JW and Yen MH (1994) Antiarrhythmic effects of BN-063, a newly synthesized adenosine A1 agonist, on myocardial ischemia in rats. *Br. J. Pharmacol.*, 112: 1031-1036.

Li JM, Fenton RA, Wheeler HB, Powell CC, Peyton BD and Cutler BS (1998) Adenosine A_{2a} receptors increase arterial endothelial cell nitric oxide. *J. Surg. Res.*, 80: 357-364.

Lionel HO and DPhil MD (1998) *The Heart: physiology, from Celi to Circulation,* 3rd edition. Lippincott-Raven Publishers, Philadelphia, 954-1024.

Liu GS, Thornton J, Van Winkle DM, Stanley AWH, Olsson RA and Downey JM (1991) Protection against infarction afforded by preconditioning is mediated by A1 adenosine receptors in rabbit heart. *Circulation,* 84: 350-356.

Lorente Fernández L, Monte Boquet E, Pérez-Miralles F, Gil Gomes I, Bosca Blasco and Casanova-Estruch B (2013) Clinical experiences with cannabinoids in spasticity management in multiple sclerosis. *Neurologia*, 10: 213-4853.

Luqman N, Sung RJ, Wang CL and Kuo CT (2007) Myocardial ischemia and Ventricular fibrillation: Pathophysiology and clinical implications. *Int. J. Cardiology.*, 119: 283-290.

Mamas MA and Terrar DA (1997) Differential sensitivity to cannabidiol of the two components of delayed rectifier potassium currents in guinea pig isolated ventricular myocytes. *J. Physiol.*, 501: 131-132.

KAYNAKLAR (devam ediyor)

Marín-García J and Goldenthal MJ (2004) Mitochondria play a critical role in cardioprotection. *J. Card. Fail.*, 10(1): 55-66.

Mattes RD, Engelman K, Shaw LM and Elsohly MA (2007) Cannabinoids and appetite stimulation. *Pharm. Biochem. Behav.*, 49: 187-195.

Mechoulam R, Peters M, Murillo-Rodriguez E and Hanus LO (2007) Cannabidiol – recent advances. *Chem. Biodivers.*, 4: 1678-1692.

Mechoulam R and Parker LA (2013) The endocannabinoid system and the brain. *Annu. Rev. Psychol.*, 64: 21-47.

Moensa AL, Claeysa JP and Timmermansb CJ (2005) Myocardial ischemia/reperfusion-injury, a clinical view on a complex pathophysiological process. *Int. J. Cardiology,* 20: 179-190.

Murry CE, Jennings, RB and ReimerKA (1986) Preconditioning with ischemia: a delay of lethal cell injury in ischemic myocardium. *Circulation*, 74; 1124-1125.

Naftali T, Bar-Lev Schleider L, Dotan I, Lansky EP, Sklerovsky Benjaminov F and Konikoff FM (2013) Cannabis induces a clinical response in patients with Crohn's disease: a prospective placebo-controlled study. *Clin. Gastroenterol. Hepatol.*, 11; 1276-1280.

Ollsson RA and Pearson JD (2005) Cardiovascular purinoceptors. *Physiol. Rev.*, 70: 761-845.

Osei-Hyiaman D, DePetrillo M, Pacher P, Liu J, Radaeva S, Bátkai S, Harvey-White J, Mackie K, Offertáler L, Wang L and Kunos G (2005) Endocannabinoid activation at hepatic CB1 receptors stimulates fatty acid synthesis and contributes to diet-induced obesity. *J. Clin. Invest.,* 115: 1298-1305.

O'Sullivan SE, Kendall DA and Randall MD (2005) Vascular effects of [Delta]9-tetrahydrocannabinol (THC), anandamide and N-arachidonoyldopamine (NADA) in the rat isolated aorta. *Eur. J. Pharmacol.*, 507: 211-221.

Otani N, Matsuda R, Oda K, Nishino S, Inoue T and Kaneko N (2013) Protective effect of K201 on isoproterenol-induced and ischemic-reperfusion-induced ventricular arrhythmias in the rat comparison with diltiazem. *J. Cardiovasc. Pharm. Ther.*, 18: 184-190.

Pacher P, Bátkai S and Kunos G (2006) The Endocannabinoid System as an Emerging Target of Pharmacotherapy. *Pharmacol. Rev.,* 58: 389-462.

Pazos MR, Mohammed N, Lafuente H, Santos M, Martínez-Pinilla E, Moreno E, Valdizan E, Romero J, Pazos A, Franco R, Hillard CJ, Alvarez FJ and Martínez-Orgado J (2013) Mechanisms of cannabidiol neuroprotection in hypoxic-ischemic newborn pigs: Role of 5HT1A and CB2 receptors. *Neuropharmacology,* 71: 282-291.

Peat S (2010) Using cannabinoids in pain and palliative care. *Int. J. Palliat. Nurs.*, 16: 481-485.

Pertwee RG (2005) Pharmacological actions of cannabinoids. *Cannabinoids,*12: 1-51.

KAYNAKLAR (devam ediyor)

Pertwee RG (2006) Cannabinoid pharmacology: the first 66 years. *Br. J. Pharmacol.,* 147: 163-171.

Phibbs B (1963) Paroxysmal Atrial Tachycardia with Block Around the Ectopic Pacemaker: Report of a Case. *Circulation,* 28: 949-950.

Rajesh M, Mukhopadhyay P, Batkai S, Patel V, Saito K, Matsumoto S, Kashiwaya Y, Horvath B, Mukhopadhyay B, Becker L, Hasko G, Liaudet L, Wink DA, Veves A, Mechoulam R and Pacher P (2010) Cannabidiol attenuates cardiac dysfunction, oxidative stress, fibrosis, and inflammatory and cell death signaling pathways in diabetic cardiomyopathy. *J. Am. Coll. Cardiol.*, 56: 2115-2125.

Reimer KA, Richard VJ, Murrly CE and Ideker RE (1987) Myocardial İschemia and İnfarction: Anatomic and Biochemical Substrates for İschemic Celi Death and Ventricular Arrhythmias. *Hum. Pathol.,* 18: 462-475.

Resstel LB, Joca SR, Moreira FA, Correa FM and Guimaraes FS (2006) Effects of cannabidiol and diazepam on behavioral and cardiovascular responses induced by contextual conditioned fear in rats. *Behav. Brain. Res.*, 172: 294-298.

Resstel LB, Tavares RF, Lisboa SF, Joca SR, Correa FM and Guimaraes FS (2009) 5-HT1A receptors are involved in the cannabidiol-induced attenuation of behavioural and cardiovascular responses to acute restraint stress in rats. *Br. J. Pharmacol.*, 156: 181-188.

Ribeiro JA, Sebastiao AM and Mendonca A (2003) Adenosine receptors in the nervous system: pathophysiological implications. *Prog. Neurobiol.*, 68: 377-392.

Ribeiro A, Ferraz-de-Paula V, Pinheiro ML, Viterotti VB, Quevedo J, Dal- Pizzol F, Crippa JA and Palermo-Neto J (2012) Cannabidiol, a non-psychotropic plant-derived cannabinoid, decreases inflammation in a murine model of acute lung injury: role for the adenosine A(2A) receptor. *Eur. J. Pharmacol.*, 678: 78-85.

Russo E and Guy GW (2006) A tale of two cannabinoids: the therapeutic rationale for combining tetrahydrocannabinol and cannabidiol. *Med. Hypotheses.*, 66: 234-246.

Ryberg E, Larsson N, Sjögren S, Hjorth H, Hermansson NO, Leonava J, Elebring T and Greyasley PJ (2007) The orphan receptor GPR55 is a novel cannabinoid receptor. *Br. J. Pharmacol.*, 52: 1092-1101.

Sandhu R, Diaz RJ, Mao GD and Wilson GJ (1997) Ischemic preconditioning: differences in protection and susceptibility to blockade with single-cycle versus multicycle transient ischemia. *Circulation*, 5: 984-995.

Schmiit F and Erlanger J (1928) Directional differences in the conduction of the impulse through heart muscle and their possible relation to extrasystolic and fibrillatory contractions. *Am. J. Physiol.*, 87; 326-347.

KAYNAKLAR (devam ediyor)

Shen AC and Jennings RB (1972) Kinetics of calcium accumulation in acute myocardial ischemic injury. *Am. J. Pathol.*, 67: 441-452.

Shiki K and Hearse DJ (1987) Preconditioning of ischemic myocardium reperfusion-induce arrhytmias. *Am. J. Physiol.*, 253: 1470-1476.

Spear JF and More EN (1985) Mechanism of cardiac arrhythmias. *Annu. Rev. Physiol.*, 44: 485-497.

Stanley WC (2000) In vivo models of myocardial metabolism during ischemia. *J. Pharm. and Tox. Meth.*, 43: 131-140.

Tamargo J, Caballero R, Gomez R, Valenzuela C and Delpon E (2004) Pharmacology of cardiac potassium channels. *Cardiovasc. Res.*, 62: 9-33.

Tatli E, Alicik G, Buturak A, Yilmaztepe M and Aktoz M (2013) Arrhythmias following Revascularization Procedures in the Course of Acute Myocardial Infarction: Are They Indicators of Reperfusion or Ongoing Ischemia. *Sci. World. J.*, doi: 10.1155/2013/160380 : 24-32.

Thomas A, Baillie GL, Phillips AM, Razdan RK, Ross RA and Pertwee RG (2007) Cannabidiol displays unexpectedly high potency as an antagonist of CB1 and CB2 receptor agonists in vitro. *Br. J. Pharmacol.*, 150: 613-623.

Thomas A, Stevenson, Lesley A, Wease Kerrie N, Martin R, Baillie G, Ruth A and Roger G (2005) Evidence that the plant cannabinoid Δ9-tetrahydrocannabivarin is a cannabinoid CB1and CB2 receptor antagonist. *Br. J. Pharmacol.*, 146: 917-926.

Valdeolivas S, Satta V, Pertwee RG, Fernández-Ruiz J and Sagredo O (2012) Sativex-like combination of phytocannabinoids is neuroprotective in malonate-lesioned rats, an inflammatory model of Huntington's disease: role of CB1 and CB2 receptors. *ACS. Chem. Neurosci.*, 16: 400-406.

Vander Heide R (2011) Clinically useful cardioprotection: ischemic preconditioni then and now. *J. Cardiovasc. Pharm. Ther.*, 16: 251-254.

Varro A, Lathrop DA, Hester SB, Nanasi PP and Papp JG (1993) Ionic currents and action potentials in rabbit, rat, and guinea pig ventricular myocytes. *Basic. Res. Cardiol.*, 88: 93-102.

Vajda S, Baczk I and Lepran I (2007) Selective cardiac plasma-membrane K-ATP channel inhibition is defibrillatory and improves survival during acute myocardial ischemia and reperfusion. *Eur. J. Pharmacol.*, 577: 115-123.

Verdeum PD, Vandel Doel MA, Zeeuw S and Dumcker DJ (1998) Animal model in study of myocardial ischemia and ischemia syndromes. *Exp. Cardiol.*, 39: 121-125.

KAYNAKLAR (devam ediyor)

Yoshida Y, Hirai M, Yamada T, Tsuji Y, Kondo T, İnde Y, Okomoto M and Toyoma J (2000) Antiarrhythmic efficacy of dipyridamole in treatment of reperfusion arrhythmias: evidence for sAMP-mediated triggered activity as a mechanism responsible for reperfusion arrhythmias. *Circulation*, 101: 624-630.

Ytrehus K (2000) The İschemic Heart - Experimental Models. *Pharm. Res.*, 42: 193-203.

Wainwright CL, Parratt JR and Van Belle H (1993) The antiarrhythmic effects of the nucleoside transporter inhibitor, R75231, in anaesthetized pigs. *Br. J. Pharmacol.*, 109: 592-599.

Walker MJ, Curtis MJ, Hearse DJ, Campbell RW, Janse MJ, Yellon DM, Cobbe SM, Coker SJ, Harness JB and Harron DW (1988) The Lambeth Conventions: guidelines for the study of arrhythmias in ischemia infarction, and reperfusion. *Cardiovas. Res.*, 22: 447-455.

Walsh SK, Hepburn CY, Kane KA and Wainwright CL (2010) Acute administration of Cannabidiol in vivo suppresses ischaemia-induced cardiac arrhythmias and reduces infarct size when given at reperfusion. *Br. J. Pharmacol.*, 160: 1234-1242.

Zhong B and Wang DH (2009) Protease-activated receptor 2-mediated protection of myocardial ischemia-reperfusion injury: role of transient receptor potential vanilloid receptors. *Am. J. Physiol. Regul. Integr. Comp. Physiol.*, 297: 1681-1690.

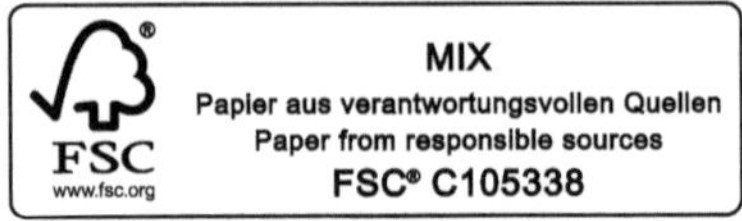

Printed by Books on Demand GmbH, Norderstedt / Germany